U0382460

本书受2015年贵州财经大学引进人才科研项目资助

城乡
基本医疗卫生服务
均等化研究

A Study on Equalization of the Basic medical
and Health Services between Urban and Rural

刘一欧◎著

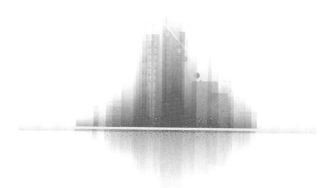

中国社会科学出版社

图书在版编目（CIP）数据

城乡基本医疗卫生服务均等化研究/刘一欧著.—北京：中国社会科学出版社，2016.5

ISBN 978 - 7 - 5161 - 7793 - 8

Ⅰ.①城⋯　Ⅱ.①刘⋯　Ⅲ.①医疗保健事业—卫生服务—研究—中国　Ⅳ.①R199.2

中国版本图书馆 CIP 数据核字（2016）第 051393 号

出 版 人	赵剑英
责任编辑	刘晓红
责任校对	周晓东
责任印制	戴 宽
出　　版	中国社会科学出版社
社　　址	北京鼓楼西大街甲 158 号
邮　　编	100720
网　　址	http://www.csspw.cn
发 行 部	010 - 84083685
门 市 部	010 - 84029450
经　　销	新华书店及其他书店
印刷装订	三河市君旺印务有限公司
版　　次	2016 年 5 月第 1 版
印　　次	2016 年 5 月第 1 次印刷
开　　本	710×1000　1/16
印　　张	13.25
插　　页	2
字　　数	203 千字
定　　价	50.00 元

摘　要

　　医疗卫生事业的健康发展是社会发展的重要保障，良好的健康状况不仅为社会提供了优质的人力资本，而且促进了社会的进步与经济的发展。在我国计划经济时期，农村地区广泛推行的合作医疗制度备受赞誉，世界卫生组织（WHO）称其为"发展中国家解决经费问题的唯一典范"。然而，在市场化取向的改革进程中，计划经济时期形成的农村合作医疗体系逐渐解体，目前，我国绝大多数医疗保障资源分布在城市地区，被城市居民使用，而占人口绝大多数的农民群体一直处于医疗保障严重缺乏的困境中。正是由于没有足够的医疗保障制度做后盾，一部分农民受制于低下的收入水平与不断高涨的医疗费用，逐渐陷入了"看病难、看病贵"和"因病致贫、因病返贫"的境地，并最终在贫困与疾病之间形成了严重的恶性循环，这已经成为威胁我国经济发展与政治稳定，拷问伦理道义以及社会公平公正等方面的重要因素。城乡基本医疗卫生服务均等化是在公平与正义原则基础上提出的重要理念，是构建和谐社会的内在要求，具有重大的实践意义与理论价值。

　　本书在前人研究的基础上，主要采用规范分析与实证分析相结合、定性分析与定量分析相结合等多种研究方法，以基本医疗卫生服务为具备较强的正外部性的准公共商品属性作为全书研究的理论出发点，遵循一般经济学的研究规范，从以下几个方面对我国城乡基本医疗卫生服务均等化问题展开了较为深入的研究。

　　第一，论述了城乡基本医疗卫生服务均等化的理论依据与实现过程。基本医疗卫生服务主要包括公共卫生服务和基础医疗服务，属于基本公共服务的范畴。由于基本医疗卫生服务内涵很丰富，具体采取哪种供给机制应当根据其本身特征来定。从基本医疗卫生服务的需求来看，患者往往具有被动性，在消费过程中的消费弹性较小。促进城乡基本医疗卫生服务均等化是现代政府的基本职责和社会发展的重要目标，因此，本书将其作为主要的研究对象，其实现过程包括投入阶段均等化、产出阶段均等化以及受益阶段均等化三个部分。

第二，从理论上深入剖析了影响城乡基本医疗卫生服务均等化的主要因素。要研究城乡基本医疗卫生服务均等化问题，应当从理论上厘清影响均等化的主要因素，这也是本书进行实证研究的重要基础。从理念因素来看，当一国特定时期经济社会发展的基本社会经济政策确定后，政策中蕴含的哲学观念、价值目标等理念因素会对均等化的实现产生深远的影响；从政府性因素来看，政府应切实担负基本公共医疗卫生服务领域的重要责任，政府在均等化过程中的作用重点体现在投入阶段，但政府在均等化产出阶段与受益阶段也同样非常重要；从财政体制性因素来看，当医疗卫生服务不存在外部效应时，分权财政体制更加有利于实现均等化，而随着医疗卫生服务外部性的增加，集权财政体制将更加有利于实现均等化；从医疗卫生体制因素来看，由于医疗卫生体制运行机制非常复杂，具有部分垄断竞争市场的基本特征，因此，医疗卫生体制运行可能会影响到均等化的实现；从经济结构因素来看，城乡二元经济结构将严重制约均等化的实现。

第三，对城乡基本医疗卫生服务均等化水平进行实证评估。评价指标体系是对城乡基本医疗卫生服务均等化水平评估的基础，也是对城乡基本医疗卫生服务均等化现象进行解释的重要工具。本书主要利用层次分析法和专家咨询法初步构建了评估指标体系及其权重，以期能够达到客观评价均等化水平的目的。从评价指标体系的评测结果来看，尽管近年来国家注重推进基本医疗卫生服务的发展，逐步深化医疗卫生体制改革，努力缩小城乡基本医疗卫生服务的差距，但是我国城乡基本医疗卫生服务均等化水平仍然不高，这表明城乡基本医疗卫生服务均等化还未得到高度重视；从均等化基本表征上看，我国城乡基本医疗卫生服务均等化水平在不断提高，但是仍旧未达到城乡均衡发展的理想状态；从泰尔指数及其分解指数的评测结果来看，城乡组间差距是导致非均等化的最重要因素。

第四，针对城乡基本医疗卫生服务非均等化的成因及效应展开分析。我国城乡基本医疗卫生服务非均等化格局的形成有着深刻的政治、经济和社会背景。本书从均等化理念缺失、政府职能不到位、财政体制运行不畅、城乡医疗卫生体制运行低效、城乡二元分割经济结构五个角度入手，深入探讨了非均等化格局的成因，力求为实现城乡基本医疗卫生服务均等化提供现实突破口。为进一步探讨非均等化的成因，本书以均等化水平作为参考序列，选取了各种可能影响到均等化水平的变量作为比较序列，利用灰色关联法实证检验了各关键性因素与均等化水平之间的关联度。此外，本书还利用省级面板数据对影响城乡基本医疗卫生服务均等化的因素进行了实证分析，从计量结果来看：财政卫生支出、经济发展水平和医疗卫生体制运行对均等化水平的提高有较大影响，但是我国转移支付制度的作用有限，没有能够起到提高城乡基本医疗卫生服务均等化水平的作用。最后，本书还通过协整检验及误差修正模型，实证分析了非均等化水平的经济效应。从计量结果来看：非均等化水平与经济增长和城乡居民收入分配差距之间存在着长期均衡和短期修正的关系。

第五，提出了实现城乡基本医疗卫生服务均等化的政策建议。在明确我国城乡基本医疗卫生服务均等化的现状、成因与效应的基础上，紧密结合我国当前经济社会发展中的主要矛盾，并针对前文分析，提出以下政策建议：一是确定城乡基本医疗卫生服务均等化的基本理念；二是明确政府在医疗卫生体系中的重要职责；三是统筹城乡发展，满足农民合理需求；四是系统化改革卫生财政体制。

本书力求在以下两个方面突破和改进：一方面，理论分析框架的创新。以往对影响城乡基本医疗卫生服务均等化因素的研究往往有简单化之嫌，且易偏颇于某一因素，本书对此进行了全面系统的梳理与归纳，以期为本书分析构建规范性的理论分析框架。同时，本书对城乡基本医疗卫生服务均等化的内涵及其特征进行了重新界定，并将均等化的实现过程分解成为由投入、产出和受益三个紧密联系的环节，构建了本书的评估指标体系。另一方面，研究方法的创新。第一，迄今对我国城乡基本医疗卫生服务均等化水平进行评估的研究比较少，多数是运用泰尔指数及其分解指数进行分析，本书利用所构建的评估指标体系对均等化水平进行了实证评估；第二，利用灰色关联法实证检验了各关键性因素与城乡基本医疗卫生服务均等化之间的关联度；第三，利用省级面板数据对影响城乡基本医疗卫生服务均等化的影响因素进行了实证分析。

关键词：基本医疗卫生服务；均等化；城乡差距；财政体制

Abstract

The development of medical and health service is an important guarantee of social development, the degree of higher labor education and health level in China's economic and social reform is the key to success. Good health not only provide the high quality human capital for society, but also promote the social progress and economic development. In the period of our country's planned economy, the cooperative medical system which was widely carried in rural areas is highly – rated, the world health organization (WHO) said "it was the only paradigm for developing countries to solve the funding problems". However in the process of the market orientation reforms, the rural cooperative medical system which was formed in the period of the planned economy is disintegrating, with economic efficiency is preferential policy in the development of China's dramatic growth of driving, while it also caused serious imbalance of the economic and social development, the benefits of the public health suffered enormous challenge, the country's medical problems is caught in grim situation. Nowadays, the majority of health resources were distributed in urban areas and used for urban residents, while the majority of farmers had been in troubles in a serious lack of medical care. The Chinese farmers as the overwhelming majority in population have been in the lack of basic medical security and bogged down the circle predicament of disease and poverty because of the difficulty and expensiveness to see a doctor. The issue of farmers' health insecurity gradually led to a series of serious problems concerning economic development, ethical morality, equity and justice of society up to the beginning of this century. In the current the background of building harmonious society, how to satisfy every member's basic medical and health needs in our society, how to pass on social hygiene reasonable allocation of resources so as to improve the health of resource utilization efficiency, promote the balanced development of public health is urgent to solve the social reality of problem. The equalization of basic health and medical services in urban and rural is an important concept in the principles of fairness and justice, and it is the internal requirement of the harmonious society. It is of great practical significance and theoretical value.

Several research methods are used in this thesis such as normative analysis, positive analysis, qualitative analysis, quantitative analysis, historical analysis, institutional economics analysis, literature research, social investigation, etc. The quasi – public goods attribute of NCMS with strong positive externality and higher public goods character is the starting point for the whole research in this thesis, and this thesis follows the general research standard of economics papers in accordance with the economic theory. In this paper, we construct the theory frame on the equalization of health and medical services in urban and rural. then, the research is aimed at figuring out factors resulting in the gap of basic medical and health services between urban and rural areas. To achieve this, relevant assessment indicators were built and statistical methods used to analyze the issue of equality of basic medical and health service. At last, we research the impact of the gap between basic medical and health services on the economic growth and resident income distribution and we put forward appropriate solutions at the same time. The essay is developed through five parts as following:

First of all, we construct the theory frame on the equalization of health and medical services in urban and rural, it's the theoretical basis and logical starting point, and also the core of the statement. This part explains the concept and theoretical basis concerning equalization of basic medical and health service in rural and urban areas. Also the evaluation index system was established.

Secondly, we explains the main influence factors concerning equalization of basic health and medical services according to the logical relationship. From the structure arrangement, we discus the main influence factors including the concepts, the government, the financial system, hygiene system, economic structure in detail. From the structure arrangement, we discus the main influence factors including the concepts, the government, the financial system, hygiene system, economic structure in detail.

Thirdly, the research is aimed at figuring out factors resulting in the gap of basic medical and health services between urban and rural areas. To achieve this, relevant assessment indicators were built and statistical methods used to analyze the issue of equality of basic medical and health service. This part was the evaluation concerning equalizations of health and medical services in urban and rural. First, Using Delphi method and AHP, the author selects the indexes, makes certain their weights and the evaluation standards. secondly, we evaluate the standard evaluation concerning equalizations of health and medical services in urban and rural. From the evaluation results, the equal level is improving, but it still fails to reach the ideal state between urban and rural; we presents the empirical study of the issue of equalization of basic medical and health service in rural and urban areas. It explores equalization of financial resources, health resources distribution and health spending by using the statistical methods (Theil Index). Fourthly, this paper researches the degree of satisfaction.

Fourthly, we research the the cause and effect concerning non – equalization of health and medical services in urban and rural. we discuss the cause of non – equalization. The cause includes five aspects, they are lacking of basic equality concept, the functions of government have not been completely transformed, Dysfunctional financial system; medical – sanitary system runs inefficiently; the urban – rural dual structure. then, we analyses the key non – equalization factors by gray relational analysis method and provincial panel data. Finally, we research the impact of non – equalization on the economic growth and the present situation of residential income and distribution.

Fifthly, On the base of concluding commentary, we puts forward relative policy suggestions to the equalization of health and medical services in urban and rural. First, setting up the basic concept concerning equality health and medical services in urban and rural; Second, building a system of public service – oriented government; Third, Enhancing the public finance system; Fourth, Speeding up the reform medical – sanitary system; Fifth, Eliminating the urban – rural dual structure and promoting harmonious development of economy and society in urban and rural.

This paper seeks to two innovations: On the one hand, The innovation of the theoretical analysis framework: Very few studies have addressed the main influence factors concerning equalization this paper researches it in detail. Meanwhile, In order to calculate and analyze the health and medical services scale and structure, we built three index system measuring the input, output and the benefit in the process of calculating. On the other hand, Innovation of the research approach: First, we evaluate the standard evaluation concerning equalizations of health and medical services in urban and rural; Second, we analyses the key non – equalization factors by gray relational analysis method; Third, we measures the satisfaction of farmers for basic medical and health sewices; Fourth, we analyses the key non – equalization factors by the provincial panel data.

Key words: basic medical and health services; equalization; Rural – urban disparity; the fiscal mechanism

目　录

图目录

表目录

第一章 导论

第一节 研究背景及选题意义

一 研究背景

依据人力资本理论，基本医疗卫生服务会通过作用于人们的健康水平影响劳动力的数量与质量，从而成为经济增长的重要内生变量之一。较高的劳动力教育程度和健康程度是我国经济社会改革取得成功的关键，良好的健康状况为社会提供了优质的人力资本，并促进了社会的进步与经济的发展。健康权则是人最首要的权利，公民权利存在的基础在于人的肉体的存在，健康的身体是城乡居民享有其他权利的基础条件，政府提供基本医疗卫生服务的根本目的在于保障公民的健康权。在市场经济发育较为充分的国家，全体国民平等地享有医疗保障服务已经成为一种常态。

新中国成立以来，我国医疗卫生事业快速发展，农村地区广泛推行的合作医疗制度以较少的经费投入解决了当时占人口绝大多数的农民的医疗保障问题，世界卫生组织（WHO）称其为"发展中国家解决经费问题的唯一典范"。[①] 然而在市场化取向的改革进程中，计划经济时期形成的农村合作医疗体系逐渐解体，以经济效率优先的发展方针在带动中国经济迅猛增长的同时却也造成了经济社

---

① 方鹏骞、董四平、肖婧婧：《中国政府卫生投入的制度变迁与路径选择》，《武汉大学学报》（哲学社会科学版）2009 年第 3 期，第 203 页。

会发展的严重不均衡，基本医疗卫生服务的公益性遭受到极大的挑战，我国医疗卫生问题形势严峻。时至 20 世纪 90 年代以及新世纪之初，我国农村医疗保障的辉煌已不复存在。在 1998 年的第二次国家卫生服务调查中，农村地区有高达 87.3% 的居民处于自费医疗的境地，仅仅 12.7% 的农村居民能够获得各种形式的医疗保障。而世界卫生组织于 2000 年 6 月发布了《2000 年世界卫生报告——卫生系统：改进绩效》，在对其 191 个成员国所进行的卫生系统绩效评估与排序中，中国的卫生筹资公平性仅位列 188 位，排序倒数第 4 名；综合的卫生系统绩效也仅排列第 144 位。[1] 中国由此被定性为世界上卫生负担最不公平国家中的一员，而其中最重要的原因就是当时中国所出现的巨大的城乡居民医疗保障差异。

进入 21 世纪，中国农村医疗保障制度的薄弱甚至缺失成为我国"三农"问题严峻以及社会保障体制落后的典型例证，构建农村的基本医疗保障制度可以说是迫在眉睫。目前，我国绝大多数医疗保障资源分布在城市地区，被城市居民使用，占人口绝大多数的农民群体却一直处于医疗保障严重缺乏的困境中。据 2013 年《中国卫生和计划生育统计年鉴》数据显示，我国卫生总费用在城乡间的分布极为不均衡，2003 年至 2012 年城市卫生总费用从 4150.32 亿元上升至 21065.69 亿元，增长 4 倍，同期城市卫生总费用占全国卫生总费用的比重也从 55.6% 提高到 67.2%，最高的是 2007 年，达到了 77.5%；而 2003 年至 2012 年农村卫生总费用从 2433.78 亿元上升至 6781.15 亿元，增长约 1.8 倍，但同期农村卫生总费用占比也从 44.4% 下降至 32.8%。正是由于没有足够的医疗保障制度做后盾，一部分农民受制于低下的收入水平与不断高涨的医疗费用，逐渐陷入了"看病难、看病贵"和"因病致贫、因病返贫"的境地，并最终在贫困与疾病之间形成了严重的恶性循环。据 2008 年第四次中国卫生服务调查数据显示，农村居民的未就诊率为 37.8%，因经

---

[1] 任苒：《卫生系统绩效评估及其思考》，《医学与哲学》2001 年第 4 期，第 20 页。

济困难导致的未就诊比例为 29.2%①，可以说，农民健康状况恶化问题已经成为威胁我国经济发展与政治稳定，拷问伦理道义以及社会公平公正等方面的重要因素，从而引起了社会各界对农村医疗保障问题的高度重视。

为了解决农民群众长期得不到健康保障以及由此产生的一系列社会问题，我国政府以统筹城乡发展、构建和谐社会的宏伟蓝图为基点，重视农村医疗卫生事业的发展，决定再建农村合作医疗。2002 年 10 月，中共中央、国务院《关于进一步加强农村卫生工作的决定》中明确提出要"逐步建立新型农村合作医疗制度"。2002年 12 月审议通过的《中华人民共和国农业法（修正草案）》，规定"国家鼓励支持农民巩固和发展农村合作医疗和其他医疗保障形式，提高农民健康水平"，再次确立了该制度的法律地位。2003 年 1 月，国务院办公厅转发了卫生部、财政部、农业部《关于建立新型农村合作医疗制度的意见》，对这一制度的目标原则、组织管理、筹资标准、资金管理、医疗服务管理和组织实施六个方面做出了具体的规定；同年，我国包括民政部、卫生部和财政部在内的三大部委共同发布了《关于实施农村医疗救助的意见》，明确了政府机关要在农村医疗救助中起到主导型作用，要求各级政府必须尽最大努力解决农民看病难的问题，这是完善我国农村医疗卫生体制的重要措施。2009 年 3 月，国务院最新的医疗卫生改革方案（简称为"新医改"）中指出："当前我国城乡医疗卫生事业发展不均衡，资源配置不公平问题还比较突出，深化医疗卫生体制改革的最终目标是建立完善全面的城乡基本医疗卫生制度。"这一系列有针对性的措施和政策，都表明促进农村医疗卫生事业发展和提高城乡基本医疗卫生服务均等化是国家政府当前面临的重要议题和努力的重点方向。城乡基本医疗卫生服务均等化是在公平与正义原则基础上提出的重要理念，对我国消除城乡差距、缓解社会矛盾、促进社会和谐以及完

_____

① 卫生部统计信息中心：《2008 中国卫生服务调查研究》，中国协和医科大学出版社 2009 年版。

善我国医疗卫生体制有着重大的意义，具有重大的实践意义与理论价值。

在上述研究背景之下，本书将城乡基本医疗卫生服务均等化作为研究的主要内容，希望通过本书的研究回答以下几个方面的问题：（1）我国城乡基本医疗卫生服务均等化的状况到底怎样？如何对均等化水平进行科学的评测？（2）导致我国城乡基本医疗卫生服务非均等化的原因何在？（3）城乡基本医疗卫生服务非均等化的经济效应如何？（4）解决我国城乡基本医疗卫生服务非均等化的思路与对策是什么？

二 选题意义

（一）有利于保障社会成员的健康权

健康权是人最首要的权利，健康的身体是城乡居民享有其他权利的基础条件，政府提供基本医疗卫生服务的根本目的在于保障公民的健康权。当前，我国正处于由生存型社会向发展型社会过渡时期，人们的公共服务意识在逐渐觉醒，对医疗保障的要求在不断增加。但是，我国大量的公共资源用于经济建设，导致卫生领域的投入总量不足、卫生产品供给结构非均衡等矛盾日益加剧，很多健康指标甚至在不断恶化，一些原本已经被控制的传染病重新复发，很多新的传染病开始威胁人民身体健康，恶性肿瘤、心脑血管疾病等各种重大疾病的发病率不断增加，基本医疗卫生服务需求与供给短缺之间的矛盾非常突出。因此，政府必须创造条件保障每一个社会成员健康权的实现，确保边缘群体和脆弱群体不会因为贫困而丧失健康权。

（二）构建和谐社会的内在要求

我国社会经济发展的重要目标在于构建和谐社会，促进经济建设、文化建设、政治建设等各项社会主义事业的全面发展。而推进城乡基本医疗卫生服务均等化是一项重要的民生工程，与全体国民的健康幸福紧密联系，从而构成了构建社会主义和谐社会的一项重要任务。政府有义务在城乡之间公平配置医疗卫生资源并突出部分医疗卫生的公益性，面向全体社会成员提供统一的水平大体一致的基本医疗卫生服务。城乡基本医疗卫生服务均等化是在公平原则基础上提出的重要理念，是构建和谐社会的内在要求。

（三）有利于解决我国"三农"问题

目前，城乡基本医疗卫生服务均等化的关键和重点在农村，促进农村发展不应当只关注农村经济发展水平，而是应当加强乡镇卫生院的建设，构建农村卫生服务体系，缩小城乡医疗保障水平的差距，为城乡居民提供均等化的基本医疗卫生服务。可以预见，随着农村经济的发展，农民对基本医疗卫生服务的需求越来越强烈，农村医疗卫生服务的供给短缺问题更加凸显，城乡基本医疗卫生服务均等化将有利于提高劳动者身体素质和健康水平，能够解决农民生存所面对的突出难题，为农村的更好更快发展提供有利条件。

（四）有利于完善对城乡基本医疗卫生服务均等化理论研究

目前，我国对于城乡基本医疗卫生服务均等化的理论研究还不够深入。迄今为止还很少专门就影响城乡基本医疗卫生服务均等化的主要因素展开论述，本书将针对这一问题进行系统的研究。此外，我国当前针对城乡基本医疗卫生服务均等化标准、评价指标体系以及城乡基本医疗卫生服务均等化在不同时期内的目标等问题还没有明确，缺乏系统的研究，存在进一步研究的空间。

第二节　文献综述

一　针对城乡基本医疗卫生服务及其均等化内涵的研究

（一）关于基本医疗卫生服务的概念界定

1. 对公共服务概念的不同把握

对公共服务的研究最初始于亚当·斯密、瓦格纳等古典经济学家有关政府职能的讨论。目前，国内学术界对公共服务概念的解释有两种，其中，冯云廷（2004）、魏加宁（2006）曾指出公共服务与公共产品之间没有区别，两者都是具有非竞争性和非排他性的产品；而徐小青（2002）、安体富（2007）等则认为公共服务与公共产品有一定的区别，公共服务指的是不表现为物态的公共产品。

2. 对基本公共服务所涵盖范围的不同认识

关于基本公共服务所涵盖的范围主要包括三种解释：首先，蔡放波（2007）、袁方成（2008）认为基本公共服务是由政府机构出面直接所提供的公共服务；其次，刘尚希（2007）、唐钧（2006）则指出基本公共服务的主要目标是满足公民低层次消费需求；最后，蔡跃洲（2007）认为基本公共服务的内涵和覆盖范围会随着时间的变化而变化。

（二）关于城乡基本医疗卫生服务均等化内涵的界定

1. 对基本医疗卫生服务概念的研究

关于基本医疗卫生服务的概念及其基本内容，目前国内外一直存在着争议。WHO 曾经于 1998 年提出了基本公共卫生功能框架，提出基本医疗卫生服务主要包括健康状况监控、公共卫生立法、职业卫生、对弱势群体的医疗卫生补助等八项内容；中国卫生部部长陈竺在 2008 年提出基本医疗卫生服务主要由公共卫生服务和基本医疗卫生所组成；而中国于 2009 年发布的《中共中央国务院关于深化医疗卫生体制改革的意见》中也确定要建立一个覆盖全体国民的公共卫生服务体系，该体系由四大部分组成，即公共卫生服务体系、医疗服务体系、医疗保障体系和药品保障体系。近年来，我国的很多学者也就基本医疗卫生服务的概念进行了诸多研究，其中，路冠军（2006）认为我国现阶段医疗卫生服务可包括三大部分，即公共卫生服务、基本医疗服务和非基本医疗卫生服务；孙逊（2009）认为我国的基本医疗卫生服务由三个部分构成，即准公共卫生服务、基本医疗服务以及预防保健服务。

2. 关于城乡基本医疗卫生服务均等化衡量标准的研究

根据均等化标准水平高低的不同，马海涛（2011）、孙德超（2013）等认为城乡基本公共医疗卫生服务均等化衡量标准包括三种：第一种理解是最低标准，即城乡居民拥有平等享受最低标准基本公共医疗卫生服务的权利，政府必须制定并确保最低标准的实现；第二种理解是平均标准，即应当保证达到中等水平基本公共医疗卫生服务的供给；第三种理解是结果相同标准，要求城乡居民所享受的基本公共医疗卫生服务完全相同。上述三个标准其实并非完全矛盾，是一种动态发展的过程。

二 关于城乡基本医疗卫生服务均等化水平评估方法的研究

（一）关于公共部门绩效评估常见评估理论模型的研究

1. 以效率为导向的公共部门绩效评估

以效率为导向的绩效评估通常不考虑公共部门内部流程，在评估过程中将公共部门作为整体来进行考察，即重点关注公共部门提供公共产品的成本与效益（如图1－1所示）。在具体评估过程中，有以下四个评价标准：第一个标准是考察公共部门投入的资金或工作量所收获的直接产出量；第二个标准是考察公共部门投入的资金或工作量所获取的有效产出量；第三个标准考察的是实际资源使用量与公共部门所掌握的资源总量之比，衡量的是资源使用率；第四个标准是生产力指数，考察的是公共部门单位产出数量。在实践中，该评估模式运用最典型的是雷纳评审。20世纪80年代初期，英国政府在政府机关内部成立了一个效率评估小组，其主要作用就是对中央政府活动领域运行情况进行全面评估，并具体制定提高政府公共部门运行效率的措施以及行政机关改革的方案。雷纳评审重点关注的是公共部门的效率水平，追求的是在公共部门服务水平不变的前提下，通过职能部门效率的提高降低政府运行成本。

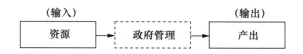

图1－1 以效率为导向的公共部门绩效评估

2. 以结果为导向的公共部门绩效评估

20世纪70年代末，公共部门绩效评估理念逐渐转向了以顾客和结果为导向，促使以结果为导向的绩效评估模式逐渐取代了以效率为导向的绩效评估模式。以结果为导向的绩效评估模式主要考察的是公共部门提供公共产品的水平以及质量，该模式最重要的评价标准是公共部门活动的有效性。而有效性具体包括五大指标：一是公共部门最初制定目标的实现程度；二是是否有不可预知的负面效应发生；三是公共产品质量和水平与当地期望的吻合度；四是公共部门对当地居民要求的态度；五是居民满意度。以结果为导向的绩效评估模式将效率作为评估的一个基本要素。以结果为导向的绩效评估模式运用最为典型的是美国，体现在公共部门绩效评估中以结果为导向的管理机制，并且，公共部门绩效评估将当地居民的满意程度作为最重要的考评依据。

3. 基于平衡计分卡的公共部门绩效评估

基于平衡计分卡的绩效评估模式最早运用于企业，其主要目的是通过构建多维评估指标体系对企业经营行为进行监控，在绩效评价过程中具有可定量分析的技术优势。政府公共部门基于平衡计分卡的绩效评估首先必须明确该部门目标和职能构成，其次需要将该部门目标分为不同维度，最后针对每一个维度建立评价指标体系进行绩效考评。以美国得克萨斯州为例，该州将平衡计分卡绩效评估运用于公共部门绩效考核，建立了包括"外部受益大小、居民满意度评价、政府公务员发展及内部流程优化"等几个方面的评价指标体系，该指标体系总共包括将近60个具体指标，涉及很多关键性领域，为其他国家对公共部门进行绩效评价提供了参考。虽然平衡计分卡在技术上有一定的优势，但是政府公共部门绩效评价与企业绩效评价区别很大，故政府公共部门绩效评价不应当照搬企业平衡计分卡绩效评价模式，而是应当根据评估需要，修正公共部门基于平衡计分卡的绩效评估模式。

（二）关于均等化测量工具的研究

基本医疗卫生服务均等化程度的测量工具主要是泰尔指数、基尼系数等，如胡善联（2000）主要利用基尼系数对我国当前医疗卫生资源使用过程中的公平程度进行了测量。郭清（2006）则利用泰尔指数对我国医疗卫生资源的配置公平程度进行了分析。葛凌霄等（2010）则利用泰尔指数对我国城市和农村医疗卫生服务均等化程度进行了测量。甘行琼（2013）则通过泰尔指数对我国江苏、河南和四川三省基本医疗卫生服务均等化程度进行了测量。此外，国内外学者还提出了应当构建城乡医疗卫生服务均等化水平评估模型，如克拉斯尼克（1995）提出，对医疗卫生服务进行评价的模型应当从相关医疗资源分布、资源使用过程和服务质量三个方面进行设计。陈继军（2008）提出在设计城乡医疗卫生服务均等化水平评估模型过程中，要保证模型设计理念符合提高医疗卫生效率的目标，并将居民健康水平的最大化、筹资公平度作为评估模型考核指标。刘宝（2009）则提出评价指标应当尽可能采用比例指标。魏东海（2013）则构建了城乡医疗卫生服务均等化程度评价指标体系，对广东省医疗卫生领域的区域差距进行了量化分析。

三 城乡基本医疗卫生服务供给均等化水平的研究

众多国内外学者分别从城乡基本医疗卫生服务投入阶段、产出阶段和受益阶段对基本医疗卫生服务均等化程度进行了实证研究。

（一）对投入阶段均等化水平的探讨

一方面，国外学者对基本医疗卫生服务投入阶段的筹资机制进行了研究，如哥特沙尔克（1989）比较了美国、英国、荷兰三个国家在筹资过程中公平程度的高低，其认为美国的医疗卫生筹集机制是不公平的，会导致低收入人群更多地去负担更大比例的费用。瓦格斯塔夫（1992）认为通过税收方式获取机制运行所需资金的公平程度最高，通过社会保障获得资金的方式公平程度次之，而通过私人筹资方式获取资金的公平程度最差。另一方面，国内学者对我国投入阶段均等化水平现状进行了研究，如尹冬梅（1999）对我国具有代表性的 10 个贫困县的部分农村居民的医疗卫生获得水平进行了分析，从分析结果来看，作者认为贫困地区居民在医疗卫生投入过程中存在很大的不均等。徐凌中（2001）认为由于我国地域广阔，城乡之间、地区之间存在着医疗卫生资源分布不公平的现状，普遍存在着农村地区资源投入低于城市，东部地区资源投入低于西部地区的事实。海闻（2002）指出农民受到自身素质以及社会地位限制，只能享受少量低质的基本医疗卫生服务，因此，农民急需相对完善的基本医疗卫生服务。王翠芳（2007）提出目前城市居民和农村居民在获取基本医疗卫生服务方面存在着较大的差异，尤其是农民工获得基本医疗卫生服务的权益不能得到有效保障。和立道（2011）指出我国医疗卫生基本公共服务的投入阶段城乡差距较大，是导致非均等化的主要原因。鄢洪涛（2011）认为我国城乡基本医疗卫生服务在筹资过程中的非均等化状况有一定的改善，但是尚未达到城乡均衡的状态。

（二）关于产出阶段均等化水平的研究

阿罗（1963）认为在医疗市场上，医护人员与患者之间的地位是不平等的，其中，由于患者专业知识有限，很难针对所接受的医疗卫生服务提出建设性意见。而医护人员所掌握的信息多于患者，医生可以利用自身压倒性优势对患者需求产生强大的影响。因此，医疗市场在大多数时候属于不完全竞争市场，医疗市场的公平与效率要取决于医护人员的责任心和医德。阿罗指出要解决这一问题的好方法就是要加大医生道德风险的惩罚力度。来尔森（1995）通过对澳大利亚1990年医疗卫生系统利用现有资源实际情况进行了实证分析后指出，较富裕人群在医疗资源使用过程中比相对贫困人群占用了更多的医疗卫生资源。韩俊（2007）通过实地调查研究指出我国农村医疗服务供给水平有待提高，乡村中心卫生院的执业医生数量过少，由于待遇以及交通等因素的影响导致了很多优秀的医护人员不愿到农村就业，而且乡镇卫生院医护条件明显低于城市医院，乡镇卫生院的医疗硬件也有待提高。胡国清（2005）从我国城乡卫生机构数量、职业医生以及执业护士数量进行了对比，从调查结果来看城市的医疗卫生服务供给水平和服务质量明显优于农村。王红漫（2006）则通过实地调研发现农村医疗卫生机构设置虚化。张文礼（2013）指出甘青宁地区的乡镇卫生院不能有效满足农民对医疗卫生服务的最低要求，当地农民对其持不信任的态度。

（三）对受益阶段均等化水平的研究

国内外学者大多将城乡基本医疗卫生服务受益阶段均等化水平与患者健康水平联系起来进行研究。葛兰德（1987）通过两种常用衡量差异的工具对不同国家的死亡年龄进行了分析，结论是发达国家与发展中国家患者的健康水平差别很大。原新（2005）则认为我国农村居民在获取基本医疗卫生服务过程中处于弱势地位，这将影响到农村居民健康水平，而健康水平的下降将加深农民贫困水平。张车伟（2003）指出我国农村生产率的高低受到了农民健康水平的重要影响，要促进农村经济发展，必须保障农民健康权。刘国恩（2004）则通过实证分析后指出中国国民健康水平直接影响到了城乡居民人均收入的增加，而提高农民健康水平给社会带来的边际受益更大。莫岳云（2012）则指出珠三角医保体系存在着较大问题，城乡居民的健康状况差异较大。

四　城乡基本医疗卫生服务非均等化原因的研究

（一）从我国城乡二元体制现状的角度所作的分析

国内学者研究成果表明，我国城乡分割二元体制是造成城乡医疗卫生服务供给水平差距的重要原因。张鹭鹭（2002）则指出影响城乡居民门诊就医和住院治疗的关键性因素是自身经济条件以及患病类型。崔慧玲（2003）认为政府将过多的医疗卫生资源投入到城市公费医疗系统，而投向乡镇卫生院的卫生资源数量很少且质量较低，这种城乡分割二元投入系统严重制约了农民健康水平的提高。王晓杰（2006）认为我国长期实行城乡分割的二元医疗保障体制，其中城市行政事业单位职工与企业职工实行的是以国家与企业投入为主的城市居民医疗保险，而农民实行的是以个人投入为主的农村合作医疗制度，城市居民和农村居民在医疗卫生资源的占有过程中处于不同地位，而农民所获得的医疗卫生服务水平远远低于城市居民。郝子成（2007）指出由于农村医疗水平长期低水平运行，导致了患病农民未就诊比例大于城市。姜鑫（2012）认为城乡二元社会医疗保险体制是导致农民无法享受基本医疗卫生服务的重要原因。

（二）从现行我国财政体制运行的角度来进行剖析

国内学者研究成果表明，我国财政体制运行不完善是造成城乡医疗卫生服务非均等化的重要原因。谢红（2004）则从实际情况出发指出，我国农村基本医疗卫生服务市场财政投入不足并且投入结构不是很合理，这些都造成了农村居民存在着看病难的问题，因病返贫的现象也十分普遍。冯占春（2006）指出在农村医疗卫生资源的投入过程中，县乡级政府承担了大部分的职责，而县级政府本身的财力有限，因此造成了农村医疗卫生资源的缺失比较严重。葛延风（2007）提出我国财政体制的变迁也在很大程度上影响到我国医疗卫生服务水平的提高。王小林（2007）指出财政医疗卫生支出水平对我国妇女儿童健康状况和医疗卫生资源利用都有着重要的影响。我国较低的政府医疗卫生支出规模和城乡差异的支出结构，在很大程度上造成了城乡居民在医疗卫生资源利用过程中的差距，影响到了社会成员健康状况。高猛淘（2007）则分析了我国地区间医疗卫生利用水平的不公平现状，指出省级政府和中央政府对基层政府的转移支付制度没能发挥应有的作用。孙开（2011）认为我国当前的财政卫生支出总量不足，城乡结构不合理，制约了弱势群体享受基本医疗卫生服务的权利。

（三）从我国卫生体制运行的角度进行分析

国内很多学者的研究成果指出，随着 20 世纪 80 年代以来的卫生体制市场化改革，我国城乡医疗卫生服务非均等化程度在不断加深。孟庆国（2000）指出中国医疗卫生服务过分市场化，而农民本身作为弱势群体，本身经济条件有限，导致了农村居民在获取医疗资源的时候存在着机会缺失的现象，加深了农民的贫困化。王绍光（2005）指出随着我国医疗卫生体系市场化，我国医疗费用过高的问题并没有得到解决，相反加重了农民负担，使得医疗卫生体系不公平的现状进一步加深。刘金伟（2006）批评了我国当前医疗卫生体系以市场为导向的改革，明确指出我国对城市和农村采取了不同的医疗卫生体制，将大量的资源投入到了城市卫生系统中，我国当前的医疗改革让农民等弱势群体不能与城市居民一样享受均等的医疗卫生服务，而西部地区因病返贫的现象也更为严重，这也严重影响到了我国实现医疗卫生服务供给水平的均等化。张永梅（2010）则基于我国两次国家卫生服务调查数据构建了评估模型，并指出我国城乡农村卫生体制运行不畅，导致医疗卫生事业发展陷入了误区。

（四）从社会医疗保险机制运行角度进行的研究

国内学者的研究成果表明，我国目前城乡分割运行的三大社会医疗保险机制导致社会成员的医疗保障水平差距很大。现阶段应当在改革过程中不断完善三大社会医疗保险制度，从长远来看必须加快我国社会医疗保险三险融合的步伐。

1. 对于我国城市职工医疗保障制度运行的研究

从城市职工医疗保障制度运行来看，马修强（2001）认为城市职工医疗保障制度筹资成本过大且保障水平偏高，会增加企业负担并且会导致医疗保障资金严重不足。张琪（2003）认为城市职工医疗保障机制长期实行的是公费免费医疗制度，会导致国家和企业负担越来越重而难以维系。顾昕（2006）提出公费免费医疗制度之所以不能长期存在的主要原因是该制度以单位为基础，会导致新老企业负担不均进而会导致老企业长期亏损，不能适应我国市场经济的进一步发展。

2. 对于我国新型农村合作医疗制度运行的研究

一方面，有的学者从政治体制运行、医疗卫生市场运行等不同侧面进行了分析：顾昕（2004）指出我国在计划经济时期所形成的农村合作医疗制度主要是当时特定的历史条件之下所形成的，具有一定的时代特色，但是随着我国政治体制和经济体制的变迁，农村合作医疗体制所存在的经济基础和政治基础均已经不复存在，故其难以维系，必须有一种新的合作医疗机制加以取代。谭克俭（2007）认为农村居民收入增加速度放缓将进一步促进新农合体制的解体。李华（2007）则从我国内在和外在两种因素结合指出合作医疗体制难以维系的原因；李和森（2006）从产权变迁角度解释了合作医疗体制难以维系的关键性因素。另一方面，还有一些学者从制度机制设计、资金筹集等几个方面分析了农村合作医疗制度。杨玲（2004）指出我国农村合作医疗体制是一种较为合理的机制，在改革开放之前发挥了巨大的作用，但是随着我国市场经济的进一步深化特别是随着农民工的大量出现，该机制表现出不能适应我国城市化发展的一面。刘军民（2006）认为我国农村合作医疗机制公平性不足，会导致农民负担的增加。金彩虹（2006）则指出我国农村合作医疗机制主要实行的是大病统筹的模式，这种模式会导致农民在没有身患重病时不及时就医。顾海（2006）认为我国农村合作医疗机制设计主要是建立在"理性人"假设之上的，但是由于农民自身参差不齐的素质影响导致了该前提有一定适用上的偏差。赵慧珠（2007）则批评目前我国农村合作医疗机制无法对农民工进行有效的保护，大部分农民工实际上被排除在社会医疗保障制度的覆盖范围之外。王洪春（2014）认为促进新农合持续发展的有效措施是加大对农村公共卫生体系的投入。

（五）从政府职能运行角度进行分析

国内外很多学者的研究成果指出，我国政府公共服务职能不断弱化是非均等化的重要原因。威尔斯奇（2000）指出各级政府为赢得更多的投资和资本，将通过降低税率、缩减征税范围的方式降低税负以提高本地区的吸引力，而税负的下降将影响到政府卫生支出水平，无法满足社会成员对公共卫生资源的需求。巴德汉（2002）认为由于目前很多国家的信息传递机制不畅，竞争不充分，政府竞争将会导致各级政府产生大量腐败行为，降低基本医疗卫生服务领域的运行效率。李卫平（2003）指出农村医疗卫生服务供给市场缺乏有效的监管机制，而农民的受教育程度普遍不高导致无法有效鉴别卫生服务的实际水平，这使农村卫生体制运行十分混乱，农民所接受的基本医疗卫生服务水平不高。此外，还有一些学者指出政府间不合理的竞争也不利于均等化水平的提高。任莘（2004）提出广大农村地区的人口更需要基本医疗卫生服务，但是由于收入水平低下以及政府提供失责等因素所限导致农民不能获得基本的医疗服务，因此限制了农民的需求。顾昕（2006）提出政府没有有效发挥其调控作用，导致了农村居民所获得的医疗卫生服务水平比较低下。张东豫（2007）则分析了城市医疗卫生资源与乡镇卫生资源在供给过程中的差异，他认为城市医疗卫生资源得到了政府过多的重视，大量优质的卫生资源向城市倾斜，而广大农村地区所获得的公共卫生资源不足，造成了乡镇卫生院的技术水平低下，农民在基层无法满足合理的卫生需求，长此以往这样的不公平待遇必将降低农民对政府的信任感，不利于和谐社会的建立。王晓杰（2013）则认为黑龙江省农村医疗卫生供给不足的重要原因在于地方政府公共服务职能的弱化。

五　影响城乡基本医疗卫生服务均等化主要因素的研究

目前国内众多学者针对影响均等化的主要因素进行了一定的研究。刘宝（2007）认为均等化的实现必须不断提高我国经济增长水平，还必须优化我国的财政制度设计以及保证政府公共服务职能的发挥。张东豫（2008）分析了我国西部地区公共卫生服务现状，认为应当加强横向转移支付的调节力度。王伟同则分析了在城市化过程中实现基本公共服务均等化的必要性，并实证分析了一系列影响因素的影响程度。安体富（2009）则针对影响公共服务（包括基本医疗卫生服务）均等化的因素进行了回归分析。袁蓓蓓（2010）等指出执政党执政理念、公共财政体制、政府医疗卫生政策等是影响卫生资源在不同群体间进行分配的主要影响因素。

六　实现城乡基本医疗卫生服务均等化措施的研究

（一）破除城乡分割二元结构

很多学者指出，要改变我国城乡基本医疗卫生服务非均等化的现状，很重要的措施就是要在全国范围内从制度安排和政策导向上破除我国不合理的城乡分割二元体制。如胡鞍钢（2003）指出要解决医疗卫生服务非均等化的现状必须改变当前"城乡二元化"体制，满足农民最基本的医疗卫生需求。刘乐山（2005）认为必须让农民获得医疗卫生服务的权利，确保各级政府能够正当履行其职责，按照公共品受益原则，中央政府提供能够被全体国民共同享用的全国性公共产品，而各级地方政府也必须面向辖区居民提供覆盖本辖区内的地方性公共产品。章也微（2005）提出必须明确各级政府事权和财权范围，加大上级政府对下级政府特别是对乡镇政府的转移支付力度，确保农村医疗卫生服务能够得到足够的财力保障，对于资金上的缺口可通过发行国债和增税的方式加以满足。冯占春

（2006）指出我国当前的 GDP 已经跃居全球前列，有足够的财力去
提高医疗卫生服务水平，政府应当加大投入力度，改变政府支出投
入结构，以提高我国医疗卫生服务水平。

（二）完善我国医疗卫生机制

很多学者认为，要实现城乡基本医疗卫生服务均等化，必须进
一步完善我国卫生制度。原新（2005）认为我国应当加大农村医疗
卫生服务投入，制定一系列较完善的福利政策、财政扶持医疗卫生
市场等政策，强化政府在医疗卫生服务领域的主导性地位。杨海文
（2005）指出我国新农合的改革首先要注重筹资机制的完善，要加
快筹资制度设计和运营管理，制定符合我国国情的新农合医保费用
缴纳机制。严媛媛（2006）指出我国农村卫生体制运行低效，农民
作为弱势群体，通常需要花费大量自有资金购买基本医疗卫生服
务。所以，她提出应当健全新农合，保证农民能够得到及时的救
助。此外，很多学者还提出了新农合制度改进的具体措施。高彦彦
（2006）从节约成本角度出发，提出要将各种形式的医疗卫生机构
纳入统一管理。李士雪（2006）提出要从不同环节加强控制，保证
各级医保单位职能的发挥。向春玲（2006）指出可以将红十字会纳
入新农合的机制内，进一步加强新农合的力量。吴海峰（2013）认
为应当加强城乡医疗机构之间的交流合作，利用城市先进的医护条
件对乡镇卫生院进行帮扶，提高基层医疗机构的服务水平。

（三）通过市场化改革方式加大市场供应水平

很多学者指出，必须通过市场化改革方式加大市场医疗卫生产
品的供给水平。章也微（2005）指出，应当在经济条件允许的地区
引入市场化机制，加强市场供应主体之间的竞争机制，保障医疗卫
生服务的供给。王延中（2007）认为必须打破医疗卫生市场的垄
断，将市场不同主体引入市场竞争，确保我国医疗卫生市场的活
力。唐钧（2006）认为国家必须保障居民各项最基本权益的实现，
比如说受教育的权利、居有定所的权利、参与社会工作的权利、享
有健康的权利等。宋俐（2014）对江苏省农村基本公共卫生服务的
政府购买现状进行了实证研究，指出政府必须通过市场或者行政的

方法确保农民健康权的实现。

七　对文献综述的简单评述

虽然目前国内学者对城乡基本医疗卫生服务均等化的研究时间较短，但是与之相关的学术成果很多，为本书提供了丰富的资料来源。其中，关于公共服务的概念、基本公共服务的内涵、基本医疗卫生服务的界定已经形成了一定的共识；关于基本公共服务均等化的测量、城乡基本医疗卫生服务均等化的测量取得了不少研究成果；针对如何促进城乡基本医疗卫生服务均等化也取得了不少共识。而现有研究的不足表现在以下几个方面：一是针对当前城乡基本医疗卫生服务均等化总体水平的实证评估较少，评估指标体系不完善，有待进一步深入研究；二是关于城乡基本医疗卫生服务非均等化的效应研究不足；三是针对当前城乡居民对基本医疗卫生服务满意度差异情况的研究很少；四是针对基本医疗卫生服务的供给机制设计缺乏可操作性。而国外学者专门针对城乡基本医疗卫生服务均等化的研究不多，可供直接参考的文献资料很少。但国外现有文献资料对本书的相关基本概念和理论依据界定以及均等化测量方法等方面有很重要的参考价值。

第三节　研究思路与逻辑结构

本书在前人研究的基础上，主要采用规范分析与实证分析相结合、定性分析与定量分析相结合以及社会调研等多种研究方法，以基本医疗卫生服务为具备较强的正外部性的准公共商品属性作为全书研究的理论出发点，遵循一般经济学的研究规范展开研究。在写作过程中，本书主要遵循从理论到实际和从一般到特殊的研究思路，首先构建了城乡基本医疗卫生服务均等化理论框架，在此基础上对城乡基本医疗卫生服务均等化的现状进行实证分析；其次梳理我国基本医疗卫生服务均等化的成因，并实证检验了各关键性因素与城乡基本医疗卫生服务非均等化之间的关联度，以及城乡基本医疗卫生服务非均等化对经济增长和城乡居民收入分配差距的影响；最后有针对性地提出实现城乡基本医疗卫生服务均等化的政策建议。

全书共分为三个部分，各部分的主要内容以及相互关系见图 1-2。

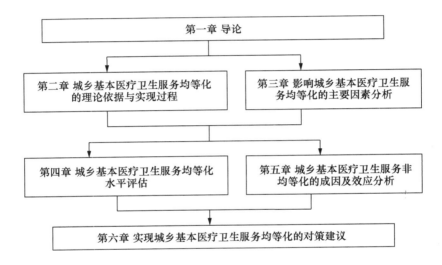

图 1-2　全书技术路线图

第一部分包括第一章、第二章和第三章，是全书的理论基础。第一章导论对本书的研究背景、选题意义进行一般性阐述，并在研习和借鉴国内外相关学者的研究成果的基础上，从我国城乡基本医疗卫生服务均等化这一基本问题立论，提出需要进一步研究的内容和方向，为下文展开系统研究进行基础性铺垫。此外，本章通过概述本书的主要研究内容、主要观点、研究方法和可能的创新等，对全书有简洁概览的一般阐述。第二章主要论述了城乡基本医疗卫生服务均等化的理论依据与实现过程。首先对全书所涉及的重要基本概念进行了界定；其次对基本医疗卫生服务的供给、需求以及供需均衡实现进行了理论分析；再次论述了支撑城乡基本医疗卫生服务均等化的理论依据，即公民权利理论、公平与正义理论以及公共产品理论；最后论述了城乡基本医疗卫生服务均等化实现过程。第三章对影响城乡基本医疗卫生服务均等化的主要因素展开分析。在结构安排上，按照从理念性因素到政府性因素，再到财政体制性因素和卫生体制因素，最后到经济结构性因素的顺序，逐层深入探讨影响均等化的主要因素。

第二部分包括第四章和第五章，主要是对我国城乡基本医疗卫生服务均等化状况进行实证分析，是全书的核心。其中，第四章主要对城乡基本医疗卫生服务均等化水平进行实证评估。首先，综合运用层次分析法和专家咨询法确定了评估体系及其指标权重；其次，构建评价体系对我国城乡基本医疗卫生服务均等化水平进行了评测，从评测结果来看，我国城乡基本医疗卫生服务均等化水平在不断提高，但是仍旧未达到城乡均衡发展的理想状态；最后，利用泰尔指数及其分解指数对非均等化水平进行了定量分析，从评测结果来看，城乡组间差距是导致我国城乡基本医疗卫生服务非均等化的最重要因素。第五章主要针对城乡基本医疗卫生服务非均等化的成因及效应展开分析。首先，本章从均等化理念缺失、政府职能不到位、财政体制运行不畅、城乡医疗卫生体制运行低效、城乡二元分割经济结构五个角度入手，深入探讨了非均等化格局的成因，力求为实现城乡基本医疗卫生服务均等化提供现实突破口；其次，本章以均等化水平作为参考序列，选取了各种可能影响到均等化水平的各个变量作为比较序列，利用灰色关联法实证检验了各关键性因素与城乡基本医疗卫生服务均等化之间的关联度；最后，本章实证分析了城乡基本医疗卫生服务非均等化对经济增长和城乡居民收入分配差距的影响。

第三部分包括第六章，提出了实现城乡基本医疗卫生服务均等化的政策建议。本章主要针对前文分析，提出以下政策建议：一是确定城乡基本医疗卫生服务均等化的基本理念；二是明确政府在医疗卫生体系中的重要职责；三是统筹城乡发展，满足农民合理需求；四是系统化改革卫生财政体制。

第四节　研究方法

一　多学科综合分析方法

从理论上来分析，政府在卫生领域投入大量财政资源的重要目标在于提高社会成员的健康水平，这是政府职责所决定的，从这个角度来说，针对城乡基本医疗卫生服务均等化的研究属于政治学的研究范围；政府通过预算划拨的财政资金从筹资到拨付的过程属于国民收入分配，是经济学研究范围；而基本医疗卫生服务供给过程涉及政府、社会保险机构、参保人与医疗机构多个主体，是解决特定社会问题的重要方式，这又属于社会学的研究范围；除此之外，在进行均等化现状、均等化成因以及均等化经济效应的分析时，又会综合运用到统计学、管理学、运筹学等多种技术研究方法。因此，本书针对城乡基本医疗卫生服务均等化相关问题的研究将采用多学科综合分析方法进行分析。

二　文献分析法

文献分析法主要针对当前国内外与城乡基本医疗卫生服务均等化相关的文献资料进行阅读分析，研究现有的技术路线，以此为基础对相关问题进行抽象分析。本书所收集的文献资料主要包括以下三个方面：一是与基本医疗卫生服务领域相关的法律、法规及政府文件等。二是统计数据资料。本书在研究过程中主要收集了历年的《中国统计年鉴》、《中国卫生统计年鉴》、《中国财政统计年鉴》、《中国卫生和计划生育统计年鉴》以及统计单位网站资料等数据资料。统计数据资料是我们对均等化水平进行评估和分析的主要参考依据，它们为本书提供了重要的基础性资料。三是大量的学术专著与期刊论文。这些学术专著与期刊论文为本书进行实证分析提供了重要的参考。

三　系统研究法

系统研究法与单项研究法是两种不同的评价方法。其中单项研究法主要适用于研究对象相对比较简单且研究过程所涉及的价值评价标准较单一的情况，当研究对象较复杂或者研究过程的价值评价标准复杂时，受到研究者主观意志影响，采用单项研究法所得到的评估结果可能不准确，这时需要采用系统研究法。系统研究法是将所要探讨的问题看作统一的系统，然后对该系统以及系统所属各子系统进行分析的研究方法。本书在研究过程中，将我国划分为城市与农村两个有着密切联系的经济系统，并将影响城乡基本医疗卫生服务均等化的因素看作一个整体系统，进行了系统研究分析。

四　规范分析和实证分析相结合的方法

规范分析法主要解决的是"应该怎么样"，而实证分析法主要解决的是"现实情况怎样"和"为什么会这样"。本书在分析过程中，通过所构建的评估指标体系实证评估了我国城乡基本医疗卫生服务均等化现实水平，并从理论和实证的角度出发，详细分析了影响我国城乡基本医疗卫生服务均等化的主要因素，最后还有针对性地提出了如何实现均等化的具体策略。

第五节　创新点与不足

一　创新点

本书力求在以下几个方面突破和改进：

（1）理论分析框架的创新。以往对影响城乡基本医疗卫生服务均等化因素的研究往往有简单化之嫌，且易偏颇于某一因素，本书对此进行了全面系统的梳理与归纳，以期为分析非均等化的深层成因构建规范性的理论分析框架。同时，本书对城乡基本医疗卫生服务均等化的内涵及其特征进行了重新界定，并将均等化的实现过程分解为投入、产出和受益三个紧密联系的环节，构建了本书的评估指标体系。

（2）研究方法的创新。第一，迄今针对当前城乡基本医疗卫生服务均等化总体水平的实证评估较少，评估指标体系不完善，有待进一步深入研究，本书利用所构建的评估指标体系对均等化水平进行了实证评估；第二，利用灰色关联法实证检验了各关键性因素与城乡基本医疗卫生服务均等化之间的关联度；第三，利用省级面板数据对城乡基本医疗卫生服务均等化的影响因素进行了实证分析。

二　不足之处

在对城乡基本医疗卫生服务均等化状况进行评估过程中，由于资料收集难度的客观存在，本书所选用的评价指标和评价标准受到了一定程度的限制。同时，本书所进行的研究更多的是我国城乡基本医疗卫生服务宏观层面的非均等化问题，没有对局部的非均等化问题展开深入研究。此外，本书没有专门针对城乡基本医疗卫生服务均等化的国际经验进行过多的论述。当然，以上不足也将是笔者未来继续研究的重要方向。

第二章 城乡基本医疗卫生服务均等化的理论依据与实现过程

　　本章主要论述了我国城乡基本医疗卫生服务均等化的理论依据和均等化的评价体系。在结构安排上，首先对本书所涉及的重要基本概念进行了界定；其次对基本医疗卫生服务的供给、需求以及供需均衡实现进行了理论分析；再次论述了支撑城乡基本医疗卫生服务均等化的理论依据，即公民权利理论、公平与正义理论以及公共产品理论；最后初步构建了城乡基本医疗卫生服务均等化水平评价体系。

第一节 相关概念界定

一 基本公共服务

（一）公共服务

　　公共服务是一个经常会被人们使用，但是概念界定却并非严格的定义，对它的研究始于亚当·斯密、瓦格纳等古典经济学家有关政府职能的讨论。近50年来，随着公共经济学、制度经济学等经济理论的突破和发展，社会各界都充分意识到了提供公共服务是一个国家的政府职能的重要内容之一，是关系到本国政治经济形势是否稳定的重要因素。根据已有的研究，我们可按照不同标准对公共服务的内涵进行界定。

1. 从公共服务涵盖内容进行界定

从公共服务涵盖的具体内容来看，公共服务与公共产品有很大的交集，但是也有一定的区别，公共服务不仅包括公共产品，还包括法律支持、社会政策制定等市场不能有效供给的服务。具体而言，公共服务涵盖内容主要包括四部分：（1）基础设施类公共服务，包括像自来水、电力供应、高速公路、电信设施等；（2）政府经济管理类公共服务，包括像进行宏观经济调节、财政资金的支出安排等；（3）保障社会安全稳定类公共服务，比如国防安全、警察、社会治安维护等；（4）社会和文化类公共服务，比如教育、科技、文化、卫生等。

2. 从政府行政角度进行界定

从政府行政角度出发，凡是涉及通过政府行政行为针对城乡居民所提供的服务都可以被定义为公共服务，包括国防安全、警察、社会治安维护、教育、科技、文化、卫生等都囊括到了公共服务的范畴。该定义强调的是政府行政行为，只要政府活动为社会公众带来了效益上的提高均属于这一范畴，而不管所提供的服务是有形或者无形的。这种划分方式更多地强调的是我国政府为人民服务的职能。

3. 从社会经济中产业结构分类角度进行界定

一般来说，从社会经济中产业结构分类角度出发，我们可以将全社会产业划分为三大产业：第一产业是指一国经济结构中以农业为主的相关产业，包括采集业、林业、畜牧业和渔业等；第二产业主要包括的是建筑业和工业等；第三产业主要涵盖的是该国的服务业，是一国所生产的非实物形式的产品。第三产业亦可进一步划分为四个部分：一是社会生产流通部门，包括物流行业、产品批发和零售行业以及餐饮行业等不同行业；二是为社会公众生活服务的部门，包括金融保险业、租赁业等；三是为提高居民素质、改善居民生活水平服务的部门，包括文化、教育、卫生、科学、娱乐业等；四是进行公共管理、为公众利益服务的部门，比如党政机关、民间和国际组织等。而公共服务涵盖的主要是第三产业中第三、第四部分的内容。一般来说，政府及其职能部门主要通过劳务供给或通过政府预算安排财政资金，提供文教科卫、生态保护、社会福利、社会优抚等方面的公共服务。

（二）基本公共服务

目前，很多学者从不同的角度对基本公共服务进行了研究，但至今同样也无公认统一的定义。一般认为，基本公共服务指的是根据本国经济实力和社会发展阶段，为维护公众基本权益，为实现人的发展而提供的各项服务总称。一方面，基本公共服务所满足的消费层次较低，包括满足民众最基本的吃、穿、住、行等需求；另一方面，基本公共服务应当是大多数公众所共同需求或者说没有差异的需求，基本公共服务应当保证绝大部分社会成员基本权益的实现。

基本公共服务相关理论与财政学领域中公共产品理论有着不可分割的联系，判断一种公共服务是否为基本公共服务的范畴，可通过以下几个标准进行衡量：一是该项公共服务应当面向全体国民进行提供，而且所有群体都获得了大体相同水平的公共服务；二是公共部门所提供的该项公共服务是公众生存发展所必需的基本服务；三是本国国民能够不受歧视、平等地享有相同的该项服务；四是该项公共服务不应当以营利为目的，价格能够被大多数人所接受。根据上述四个判断标准，结合我国国情，我国当前基本公共服务应当包括以下四种类型：一是保障公民最基本生存权的基本生存服务，比如针对失业人群所进行的就业指导培训，针对弱势群体所进行的社会优抚、社会福利和其他基本社会保障等；二是保障公民最基本发展权的基本发展服务，比如针对青少年所实施的九年义务制教育，面向城乡居民所提供的基本医疗卫生服务以及各种形式的基础设施等；三是保障公民最基本生活的基本环境服务，比如提供公众所需的公用设施、进行有效的环境保护等；四是保障公民安全的基本安全服务，比如政府公安部门所提供的治安保护，食品监管部门所提供的食品安全保护，国防部门所提供的国防保护等。当然，随着一国社会经济的发展，基本公共服务的内涵和外延都在不断变化和扩大中。

二 基本医疗卫生服务

我国的医疗卫生服务主要包括公共卫生服务、基本医疗服务和非基本医疗卫生服务三个部分。其中，非基本医疗卫生服务主要涵盖的是高层次医疗卫生服务，包括保健服务、康复训练等，它具有个体差异性和专业性的特点，主要通过市场供给机制完成供给。本节所论述的医疗卫生服务主要包括两大部分，即公共卫生服务和基本医疗服务（见表 2－1）。

表 2－1 中国医疗卫生服务范围

卫生领域	服务范围
公共卫生服务	卫生监督、健康教育、传染病防控、妇幼保健、卫生应急、卫生急救、采血服务、健康教育、食品安全、职业病防治、安全饮水、精神卫生等
基本医疗服务	基本药物治疗、采用规范技术进行的急慢性诊断、治疗、康复、常见病救治、急症、大病救治、儿童疾病救治、计划生育服务

（一）公共卫生服务

由于世界各国的经济与社会发展水平存在着较大的差异，世界各国都会根据本国国情制定公共卫生服务相关的内容。世界各国提供公共卫生服务的主要目标都在于保障公民的健康权，对严重危及公民健康的疾病提供保健服务。WHO 曾经于 1998 年提出了基本公共卫生功能框架①（见表 2－2）。WHO 认为公共卫生服务的主要目标在于有效组织社会力量，通过各种手段保障每个公民的基本健康权益得到实现。目前，我国还未形成公共卫生服务的统一定义和内容，一般认为公共卫生服务主要包括卫生监督、健康教育、传染病防控、妇幼保健等，公共卫生服务属于公共产品，其根本目的在于

---

① 刘宝、姚经建、陈文等：《基本公共卫生功能界定的国际比较》，《中国卫生资源》2006 年第 9 期，第 233—235 页。

防控疾病和保障城乡居民最基本的健康，主要通过政府供给机制实现供给。

表 2－2　　　　　　　WHO 基本公共卫生功能框架

基本公共卫生功能	功能描述
A1	卫生监督、健康教育、传染病防控、妇幼保健、卫生应急、卫生急救
A2	传染性和非传染性疾病的预防、检测控制
A3	健康促进
A4	保持与政治家、其他部门和社区在支持健康和公共卫生促进中的联系
A5	公共卫生立法与管理
A6	保证卫生政策、规划的管理和施行
A7	对弱势群体和高危人群的个人卫生服务
A8	公共卫生和卫生系统研究
A9	职业卫生
A10	环境保护
A11	特定公共卫生事业

（二）基本医疗服务

目前，我国没有在全国范围内统一规定基本医疗服务的具体内容，但一般认为基本医疗服务的内容界定须遵循以下两个基本原则：第一，基本医疗服务必须与本国国情相适应，应当涵盖城乡居民最急需和最基本的医疗卫生服务；第二，基本医疗服务在供给过程中不应当以营利为终极目标，其主要目标在于保证社会每一个成员的基本健康权。因此，我国现阶段基本医疗卫生服务的内容主要包括常见病救治、急症、大病救治、基本药物治疗、采用规范技术进行的急慢性诊断、治疗、康复、儿童疾病救治、计划生育服务等，基本医疗卫生服务属于准公共产品，主要目的是为患者提供基本的疾病诊治服务，促进全民健康水平的提高。很显然，如果将基本医疗服务供给全面推向市场，将导致很多穷人难以承受高昂的费用，低收入人群将无法享受到基本医疗保障，因此，必要的政府干预在基本医疗卫生服务的供给过程中是至关重要的。

三 城乡基本医疗卫生服务均等化

"均等"这一词汇在我国最新版的《现代汉语词典》里的注释是"平等"、"公平"的含义。均等化的思想在中国自古有之，我国古代伟大的思想家、教育家孔子就曾有"不患寡而患不均，不患贫而患不安"的论述，这也是我国最早关于均等化的看法。从古至今，我国大多数的农民起义最主要的原因也是受到了不平等的待遇，只能通过暴力的方式为自己争取平等的权利。进入现代社会以后，实现均等化也是当今大多数国家所追求的目标之一。本书所指的城乡基本医疗卫生服务均等化，就是要保证每一个社会成员能够得到城乡一体化的、保障水平基本一致的、覆盖范围广泛的基本医疗卫生服务，保证农民能够得到非歧视性的国民待遇。城乡基本医疗卫生服务均等化是公平与正义观念在医疗卫生领域的体现。具体而言，可从以下几个角度理解城乡基本医疗卫生服务均等化。

（一）城乡基本医疗卫生服务均等化是非固化的均等化

城乡基本医疗卫生服务均等化是在中国社会经济大变迁的背景下提出来的，它的内涵和外延会随着我国社会经济的发展而不断发生变化，因此，我们需要以发展的眼光看待基本医疗卫生服务，未来会有更多的内容将被纳入到基本医疗卫生服务的范畴当中来。这就要求我们根据本国国情制定并实施有针对性的城乡基本医疗卫生服务均等化政策，并随着时间的推移加以改进，保证城乡居民能够享受到符合经济发展水平的、动态的基本医疗卫生服务。

（二）城乡基本医疗卫生服务均等化是相对的均等化

传统意义上的均等化要求将所有的社会资源根据人数多少进行简单的等额分配，这种做法已经被实践证明并不科学。城乡基本医疗卫生服务均等化并不意味着所有社会成员都能够无差异地享受卫生产品，而是要求在社会成员间达到相对的公平，城乡居民能够享受到保障水平基本一致的基本医疗卫生服务。可以预见，即使今后在全国范围内实现了均等化的目标，全体社会成员所享受的基本医疗卫生服务也会有一定的差异，而这种差异也是能够被绝大多数社会公众所接受的。因此，城乡基本医疗卫生服务均等化是一种相对的均等化，是在承认差别的前提之下确保全体国民享受一定标准的基本医疗卫生服务。

（三）城乡基本医疗卫生服务均等化要求给予城乡居民更多选择

城乡基本医疗卫生服务均等化虽然要求全体国民能够享受大体相同的医疗卫生资源，但是却并不排斥某些有特殊需要公民的自由选择。我国人口众多，社会公众的需求是多种多样的、有所不同的，所以我们应当理解并尊重这部分成员的选择，满足各种阶层人群的不同需求。在基本医疗卫生服务框架内，实现城乡基本医疗卫生服务均等化与给予公民更多选择相互之间是并不矛盾的。

（四）城乡基本医疗卫生服务均等化是一个渐进的过程

城乡基本医疗卫生服务均等化是实现我国基本公共服务均等化的重要组成部分，实现城乡基本医疗卫生服务均等化的目标是一个渐进的过程，不可能一蹴而就，其原因在于：一是公共卫生资源受到我国政府财力的限制，一国政府不太可能在较短时间内投入大量的公共资源用于提高贫困地区的医疗卫生服务水平。二是在中国这样一个发展中国家，政府不可能负担城乡居民的医疗卫生费用，每一个社会成员在经济条件允许的情况下，都必须承担其中的部分费用。若在短期内盲目扩大落后地区基本医疗卫生服务的供给水平，必然导致农民负担的加重，造成农民的私人资源受到挤压，最终也会影响到农民福利的增进，这显然与实现城乡基本医疗卫生服务均等化的目标不符。而且提高农村地区的供给水平，势必会在一定程度上降低城市居民的基本医疗服务水平，也可能会招致城市居民的反对。三是城乡居民对于基本医疗卫生服务的偏好是有区别的，还会经常发生变化，基本医疗卫生服务的供给数量（结构）和需求数量（结构）很难达到一致，医疗卫生部门在提供服务过程中必须经过一段时间的摸索和调整，才可能渐进地实现城乡基本医疗卫生服务均等化，急功近利最终将会导致结果偏离实际。因此，由于我国当前还是一个发展中国家，不可能在全国范围内全面、无差别地实现医疗卫生服务均等化，城乡基本医疗卫生服务均等化的实现只能是渐进的、长期的过程。

第二节 基本医疗卫生服务的供给与需求分析

一 基本医疗卫生服务的供给

（一）基本医疗卫生服务的供给的基本特征

基本医疗卫生服务的供给指的是一定时期内面向城乡居民所提供的基本医疗卫生服务的实际数量。它具有以下两个基本特征。一方面，基本医疗卫生服务供给过程具有即时性。基本医疗卫生服务供给是面向患者提供医疗保健服务的行为，只有当城乡居民身患疾病时才会被供给，而且基本医疗卫生服务既不能被存储也不能进行运输。因此，基本医疗卫生服务的供给与消费是同时进行的，基本医疗卫生服务供给过程具有即时性。另一方面，基本医疗卫生服务供给者的专业性和主导性。在面向患者提供卫生产品的过程中，要求医疗卫生技术人员必须经过正规、严格的专业培训并获得相应的医护资格。而医疗机构的设立也必须达到国家强制性的规定，因此，基本医疗卫生服务的供给者具有专业性。此外，在基本医疗卫生服务市场中，医护人员拥有专业医学技能，为患者提供基本医疗卫生服务，而患者则不具备相应的专业知识，因此，基本医疗卫生服务供给者掌握绝对的主导权，拥有患者所不具备的信息优势。

（二）基本医疗卫生服务的供给机制

基本医疗卫生服务的供给机制主要包括四种，即政府供给机制、市场供给机制、第三部门供给机制和多中心协作供给机制（见表2-3）。

表 2 - 3 四种基本医疗卫生服务供给机制的比较

	政府供给机制	市场供给机制	第三部门供给机制	多中心协作供给机制
筹资机制	通过税收、收费等	向医疗卫生享受者收费	社会捐赠、福利彩票收入等	多种资金来源渠道
资金使用机制	政府通过预算安排公共卫生支出	排他使用	无偿或部分无偿捐助使用	多种资金使用机制
调控机制	经济、法律手段	价格竞争机制	社会中介机构评价或公众监督	政府调控与市场调控结合

1. 基本医疗卫生服务政府供给机制

基本医疗卫生服务政府供给机制，是指政府以税收的方式取得资金，通过公共选择程序、利用强制手段面向城乡居民提供基本医疗卫生服务。由于大多数基本医疗卫生服务具有准公共产品特征，对其采取市场提供的方法可能会导致效率上的损失，供给水平也将会低于社会最优水平，因此，很大一部分的基本医疗卫生服务不能交由市场来进行提供，而是应当通过政府供给机制向城乡居民进行提供，政府是这部分产品最重要的供给主体。政府供给机制可通过中央政府、地方政府或者国有企业完成。政府供给机制在世界各国的不同时期都有广泛的运用，比如说，苏联各级政府垄断提供了大多数的基本医疗卫生服务；在英国，基本医疗卫生服务很大一部分也是采取政府集中管理的方式运行。总体来说，该机制能够在一定程度上解决市场失灵问题，可以在全国范围内有效配置基本医疗卫生服务，实现城乡基本医疗卫生服务均等化。但是由于政府供给机制在决策过程中倾向于满足大多数国民需求，可能会导致一部分民众的特殊需求无法得到满足。此外，由于政府供给过程中的低效和寻租行为，政府供给机制会导致分配的结果无法达到预期目的，致使基本医疗卫生服务非均等化。基本医疗卫生服务政府供给机制所供给的产品包括三类，即纯公共产品、具有较强正外部性的准公共产品和针对社会弱势群体所提供的产品，涵盖了公共卫生服务和很大部分基本医疗服务。政府提供基本医疗卫生服务的方式包括两种：一是政府公共部门自己生产，通过政府设立公立医疗机构，采取免费或者低于成本的方式面向社会公众提供基本医疗卫生服务；二是政府部门购买民间机构或者私人部门生产的基本医疗卫生服务后，再面向城乡居民进行供给。

2. 基本医疗卫生服务市场供给机制

基本医疗卫生服务市场供给机制，是指提供基本医疗卫生服务的市场组织为了取得利润并实现自身利益最大化，通过收费的方式向市场提供基本医疗卫生服务。20 世纪 70 年代以来，很多经济学家对政府供给机制产生了质疑，认为该机制在提供包括基本医疗卫生服务在内的公共服务过程中效率低下，存在着较严重的政府失灵。因此，很多国家和地区纷纷将市场供给机制引入到公共服务供给过程中，允许社会资本和民间资本对基本公共服务领域进行投资。例如，我国江苏省宿迁市就于 2000 年出台了一系列政策，要求逐渐吸纳一定量的社会资本进入公立医疗机构，改变其股权结构。在市场供给机制中，市场组织需根据患者需求进行独立经营活动，公共产品的供应成本由其自行负担，并通过价格机制实现其成本的补偿，政府将全部或部分退出基本医疗卫生服务的交易过程。市场供给机制不仅能够提高基本医疗卫生服务供给效率，还能够缓解政府提供的资金压力，有利于促进城乡基本医疗卫生服务均等化。从市场供给机制所提供的具体产品来看，主要提供的是竞争者众多且产品特征接近于私人品的非基本医疗卫生服务和部分基本医疗卫生服务，对于投资大、成本高的公共卫生服务则很难通过市场机制加以提供。

3. 基本医疗卫生服务第三部门供给机制

基本医疗卫生服务第三部门供给机制，是指第三部门机构（如社区组织、慈善组织等）通过捐助、福利彩票等形式取得资金，面向社会无偿或部分无偿供应基本医疗卫生服务，该机制是处于政府与市场之间的供给机制。例如，日本的健康保险互助会、英国的基金医院和美国的"蓝十字"和"蓝盾"就是典型的第三部门供给主体。在第三部门供给机制中，基本医疗卫生服务的供给决策由第三部门自主决定，资金主要来源于社会捐助、福利彩票等，政府将会对捐助行为实行一定的鼓励政策。第三部门供给机制是政府供给机制的有效补充，第三部门不仅能够满足弱势群体对基本医疗卫生服务的需求，成为基本医疗卫生服务供给过程中的辅助提供者，还能够为城乡居民参与卫生事务提供更多机会，加强城乡居民对卫生部门的监督，成为医疗机构与城乡居民联系的纽带。但是第三部门供给机制的资金往往面临着短缺，具有不确定性，而且第三部门供给机制的供应范围比较狭小、所提供的基本医疗卫生服务质量不高，对城乡基本医疗卫生服务均等化的作用有限。

4. 基本医疗卫生服务多中心协作供给机制

基本医疗卫生服务多中心协作供给机制是通过政府、市场、第三部门等多主体共同参与、共同完成基本医疗卫生服务的供给。由于基本医疗卫生服务所涵盖的内容较广，很多基本医疗卫生服务属于兼具公共性质与私人品性质的准公共产品，单一的政府供给机制、市场供给机制或第三部门供给机制都无法满足基本医疗卫生服务的要求，因此，可基于上述三种供给机制构建基本医疗卫生服务多中心协作供给机制。在该供给机制下，市场通过价格机制和竞争机制调节基本医疗卫生服务供给，而政府则会通过一定的补助制度向私人部门发放补贴以促进基本医疗卫生服务的供给，具体补助方法包括财政资金补助、低息贷款、税收优惠措施等。例如，美国政府每年都会减免本国最大的非营利性医疗组织——"蓝盾"和"蓝十字"约2%的保险税。多中心协作供给机制将不同的主体共同纳入公共产品的供给过程，该机制将市场与政府看作是对立统一的整体，积极探索如何促进各种不同的主体之间实现协作。

综上所述，由于基本医疗卫生服务内涵很丰富，具体采取哪种供给机制应当根据其本身特征来定。政府供给机制是城乡居民表达对公共产品偏好的有效机制，政府是代表城乡居民利益的合法机关，政府介入医疗卫生领域的动因在于弥补市场失灵；市场供给机制是城乡居民表达对差异性医疗卫生服务偏好的有效机制，私人企业通过价格机制和竞争机制在医疗卫生市场上进行竞争，市场供给机制主要目的是满足城乡居民差异性需求以及高层次需求；第三部门供给机制是城乡居民表达集体偏好的有效机制，第三部门可有效地取得资金，整合利益需求，是介于市场与政府间的供给主体，能够起到促进公平的作用；多中心协作供给机制将市场与政府看作是对立统一的整体，积极探索如何促进各种不同的主体之间实现协作。

二 基本医疗卫生服务的需求

（一）基本医疗卫生服务的需求与基本医疗卫生服务的需要

基本医疗卫生服务的需求是指在一定时期内城乡居民愿意并且能够购买的基本医疗卫生服务数量，即人们对基本医疗卫生服务的实际利用量，是消费者个人需求的总和。基本医疗卫生服务包括三种需求类型：一是一般性基本医疗卫生服务需求，是居民患病后前往医疗机构治疗的疾病；二是潜在的基本医疗卫生服务需求，是居民已经形成但却并未实际发生的需求；三是预防保健需求，即城乡居民为降低患病风险对基本医疗卫生服务的投资需求。而基本医疗卫生服务的需要是指在不考虑消费者实际支付能力的前提下，人们对基本医疗卫生服务的客观需要，包括城乡居民自我意识到的卫生服务需要和卫生专业技术人员的建议需要。可以说，基本医疗卫生服务的需求和基本医疗卫生服务的需要是两个紧密联系却又相互区别的概念。

（二）基本医疗卫生服务的需求特征

基本医疗卫生服务的需求特征包括三个方面：一是由于患者的病情和身体状况差异较大，导致城乡居民对基本医疗卫生服务的需求不可能完全相同。而且城乡居民的专业医学知识有限，不可能判断自己的病情和对基本医疗卫生服务的需求组成，因此，基本医疗卫生服务需求具有不确定性。二是患者在就诊过程中的信息匮乏，容易对医护人员形成依赖，很难对基本医疗卫生服务的基本特征做出正确判断。此外，随着我国医疗机构市场化改革，必将形成基本医疗卫生服务多方供给机制，这也将影响城乡居民对基本医疗卫生服务的消费，因此，基本医疗卫生服务需求者具有被动性。三是由于基本医疗卫生服务本身属于必需品，消费者在消费过程中的价格需求弹性较小，故患者的需求缺乏弹性。

三　基本医疗卫生服务的供需均衡

在一个国家所掌握的基本医疗卫生资源总量基本不变的情况下，必然通过一定的方式确保有限的资源能够得到合理的分配使用，达到基本医疗卫生服务的供需均衡，最终实现城乡基本医疗卫生服务均等化。在分析基本医疗卫生服务的供需均衡条件之前，首先来考察私人产品是如何达到供需均衡的：假定一个理性的消费者将既定的收入用于购买两种商品，当 $MU_A/P_A = MU_B/P_B = \lambda$ 且 $P_AQ_A + P_BQ_B = Y$ 时，消费行为达到了均衡，实现了消费者利益最大化。下面简单介绍基本医疗卫生服务的供需均衡条件。由于基本医疗卫生服务属于公共产品，具有不可分割性，而且全体国民对基本医疗卫生服务的评价是不同的，因此，整个社会对它的需求总量等于在给定数量水平之上市场所有消费者愿意支付的价格总和。如图 2 - 1 所示，假定整个市场总共有 A 和 B 两个参与者，横轴表示的是基本医疗卫生服务数量；纵轴为基本医疗卫生服务供给价格；直线 D_A 和 D_B 分别表示 A 和 B 对基本医疗卫生服务的需求曲线；而 D_{A+B}^S 则表示社会总需求曲线，由直线 D_A 和 D_B 纵向相加而得；直线 S 则表示基本医疗卫生服务的市场供给曲线。当 D_{A+B}^S 与 S 相交于 E 点时，基本医

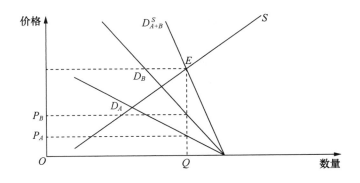

图 2 - 1　基本医疗卫生服务的供需均衡

卫生服务达到了最优供给水平，社会效益和参与者的受益均达到了最大化。此时，基本医疗卫生服务的消费水平为 Q，参与者 A 所分担的基本医疗卫生服务成本为价格 OP_A，参与者 B 所分担的基本医疗卫生服务成本为价格 OP_B。

第三节　城乡基本公共服务
均等化的理论依据

现代政府为什么必须保障公民的健康权？城乡基本医疗卫生服务均等化的价值取向是什么？实现城乡基本医疗卫生服务均等化的有效途径是什么？本节将对城乡基本公共服务均等化的理论依据进行梳理并试图从理论上回答上述问题，主要包括：一是公民权利理论，它解释了公民为什么享有健康权，现代政府为什么必须保障公民的健康权的问题；二是公平与正义理论，它回答了城乡基本医疗卫生服务均等化的价值取向是什么的问题；三是公共产品理论，它回答了实现城乡基本医疗卫生服务均等化的有效途径是增加产品的公共属性。

一　保障公民健康权是现代政府的基本职责

公民权利理论是研究现代公民所享有的，由各级政府保障的合法权利的基本理论。公民权利理论主要回答了现代公民为什么会拥有健康权的基本问题，是实现城乡基本医疗卫生服务均等化的基础理论依据。

（一）现代西方公民权利理论的发展脉络及其主要内容

现代西方很多学者都对公民权利理论进行了一定的论述，洛克认为国家权力来源于公民的让渡，国家有义务保障公民的基本生命权、财产权和迁徙自由权；卢梭则提出国家的权力并非凭空产生的，而是通过与公民订立契约而获得；1969 年自由主义思想家柏林在其代表性著作《两种自由概念》一书中提出：公民享有积极自由和消极自由，国家应当为个人发展提供足够的机会，不能强制要求公民按照政府的意图行事；诺奇克则提出现代公民权利是对其他个人或组织行为的一种约束，任何个人或组织的行为应当以个人权利为限。总体来说，现代西方公民权利理论强调了公民权利是国家权力的基础，同时也认为国家权力对于保障公民权利有着至关重要的作用。

现代公民权利理论认为公民权利主要包括以下内容：（1）健康权。健康权是人最首要的权利，因为公民权利存在的基础在于人的肉体的存在，健康的身体是城乡居民享有其他权利的基础条件，而政府提供基本医疗卫生服务的根本目的在于保障公民的健康权。（2）人身自由权。人身自由权为城乡居民其他权利的实现提供了基本保障，主要包括言论自由、通信自由、迁徙自由等。（3）劳动权。所谓劳动权，指的是公民有获得适当劳动机会并取得劳动收入的权利。劳动是社会成员实现其他各项权利的物质条件，是维持城乡居民基本生存的必要条件。（4）财产权。所谓财产权，指的是社会成员的财产归个人所有并受到法律保护，任何个人和社会组织不得随意侵犯。（5）政治权。即公民有选举与被选举、知情权、监督权等各种不同的政治权利。（6）社会保障权。所谓社会保障权，指的是社会成员有权要求政府为其满足基本生存需求提供必要保障。

（二）公民权利理论在城乡基本医疗卫生服务均等化研究中的意义

公民权利理论在城乡基本医疗卫生服务均等化研究中的意义在于，它在理论上回答了为什么公民会拥有健康权，而公民享有健康权是本书研究的基础，只有在理论上说明了公民享有健康权，在实践中才能够要求国家实施公民健康权，也才会产生城乡基本医疗卫生服务均等化的问题。从公民健康权来源角度来说，它是与生俱来的；但是从公民健康权实施角度来说，它是随着现代社会的发展而产生的一项基本权利。在现代社会，公民健康权已经成为全世界范围内公认的一项基本权利，国家必须保证公民健康权的实现。

二　实现公平与正义是现代社会发展的基本目标

公平与正义在人类思想史中占有着极高的位置，很多大哲学家、大思想家都意识到了它的重要性。古希腊哲学史最著名的代表人物亚里士多德指出公平与正义是人类最重要的德性，也是人类最重要的福利。美国近代著名哲学家罗尔斯也认为公平能够协助人们解决各种冲突，能够确保社会的稳定结构。我国古代著名的大思想家、儒家创始人孔子就提出了以"仁"为核心的学说，儒家认为社会不同阶层的个体都应当遵守社会规则，并根据自己所处位置和承担任务尽到自身的本分，这样就达到了儒家所谓的公平。总之，人们从不同角度对于公平与正义提出了不同观点，公平与正义是一个社会所需要重点关注的问题。

（一）现代西方公平与正义理论的发展脉络及其主要内容

1. 功利主义的公平正义观

功利主义的公平正义观最初由 19 世纪的英国著名的经济学家、哲学家边沁所提出，随后，经济学家约翰·穆勒对其理论观点做了进一步发展。功利主义的公平正义观就是：幸福和福利都是可以衡量的，政府公共部门将收入从高收入部门转移到低收入部门将会增加社会的总福利。功利主义公平正义观所给出的社会福利函数是个人效用函数的加总，据此他们建立的社会福利函数为：

$$W = U_1(x_1) \times U_2(x_2) \times \cdots \times U_n(x_n)$$

按照这一函数，为追求社会公平正义即实现社会福利的最大化，应当保证全社会成员效用总和的最大化，在社会其他成员的效用不变的情况下，如果政府公共部门能增进其他人的福利，那么这个社会就是公平的。而功利主义最大的问题就是忽略了基本人权，不能实现所有社会各个阶层人群的利益。

2. 罗尔斯的公平正义观

在众多的研究者中，美国哈佛大学教授约翰·罗尔斯所提出来的公平正义观受到了较大的争议。罗尔斯的公平正义观也被称作公平的理论，罗尔斯在传统社会契约论的基础上进行归纳，并将它上升至更高的层次。1971 年罗尔斯出版了《正义论》一书讨论正义问题，书中对西方世界特别是美国现实社会存在的很多严重的不公平现象进行了批判，并针对正义问题进行了详细的阐述。罗尔斯的公平正义观主要体现在书中所提出来的两大原则：第一原则要求每个人都能够享有与其他人相一致的最广泛的、全面的、平等的基本权利，即所谓的"自由"原则，罗尔斯认为每个人生而平等，强调的是权利的平等；第二原则是"差别"原则，也是罗尔斯的公平正义观的核心，该原则指出由于人们的天赋、出身以及所占有的社会资源不同，因此，人与人之间的生活档次产生差别是客观存在的，但是我们应当尽量帮助那些处于社会最底层的人们走出困境，实现他们福利的增加。只有处于贫困人口的福利增加了，才能促进全社会范围内福利的最大化，罗尔斯所提出的第二原则强调了公平比效率更加重要。罗尔斯社会福利标准又被称为最大最小标准，其社会福利函数的形式为：

$$W = \max\ \min\ W(U_1,\ U_2,\ \cdots,\ U_n)$$

从该社会福利函数我们可以看到，罗尔斯的公平正义观认为公共部门所实施的政策应当尽最大努力帮扶社会中的弱势群体，只有帮助他们实现利益最大化，才会实现整个社会的利益最大化。罗尔斯所提出来的观点对于我国加快解决收入差距过大，实现城乡基本医疗卫生服务均等化具有非常重要的意义。但是罗尔斯的公平与正义理论忽略了个人选择，不能起到鼓励高收入群体的目的。

3. 诺奇克的公平正义观

诺奇克的公平正义观与罗尔斯的观点截然不同，诺奇克肯定了在全社会实现公平与正义的重要性，但是诺奇克也指出罗尔斯过分关心弱者，将公平问题归结于如何提高穷人的福利，这显然是很荒谬的。诺奇克提出，不平等和收入差距现象是客观存在且不可改变的，不平等的现象并非不公平，是个人所拥有的能力、天赋以及所掌握资源在经济实力上的一种体现，如果我们妄想改变这种不平等现象，最终将会导致更严重的不公平。因此，诺奇克的公平正义观认为个人权利是神圣不可侵犯的，要求捍卫每个人的自身权利。诺奇克的公平正义观具有较狭隘的一面，该观点过分强调个人利益，甚至认为个人利益凌驾于国家利益、社会利益之上，因此，最终将会导致无政府主义，会造成社会中人与人之间的冲突增加，最终也会导致无法实现自己的利益。

4. 阿马蒂亚·森的公平正义观

阿马蒂亚·森主要研究领域为饥荒和民主，并于 1998 年获得了诺贝尔经济学奖。森明确指出："在分析社会正义时，有很强的理由用一个人所具备的可行能力，即一个人所拥有的、享受自己有理由珍视的那种生活的实质自由，来判断个人的处境。"此外，阿马蒂亚·森在把各种不同的公平正义理论进行综合考虑后指出，在评价某项活动或者某件产品是否符合公平标准时，关键要看人们是否能够从中获益，实现所计划要达到的理想的状态。森认为，公平正义的实现最终将提高人们的健康水平，协助人们获得自由迁徙和自由言论的权利，得到社会的认同，参与公共事务决策过程以及获得更多的政治权利等。阿马蒂亚·森的公平正义观是比较全面的，包括了很多功利主义公平正义观与罗尔斯公平正义观的精华部分，森还针对上述公平正义观的缺陷进行了修正和补充。总之，阿马蒂亚·森所提出的公平正义观符合不少国家所要达到的公平目标，获得了这些国家的认同，被当地重要政府首脑认为是明智的公平正义标准。

（二）公平与正义理论在城乡基本医疗卫生服务均等化研究中的意义

在公平与正义为取向的政策目标之下，首先，由于社会弱势群体的私人财产资源很少，无法充分享有法律规定的各项基本权利，政府则需要对弱势群体给予更多的关心，需要通过建立各种社会福利制度提升弱势群体福利水平并增强他们的社会归属感。因此，公平与正义目标取向的哲学观强调社会是一个有机的整体，关注于在社会经济领域实现结果公平，认为合作和互助是社会发展的必然要求。其次，公平与正义目标取向的经济基础具有强烈的社会色彩，形成了所谓的社会化市场经济，要求市场经济的发展必须考虑到弱势群体的合理诉求。最后，在社会化市场经济之下，政府职能定位应当是福利国家。政府不仅要面向社会成员提供维持其基本生存需要的产品，还要保证弱势群体的发展权。因此，公平与正义是一种理想的社会关系，若弱势群体不能获得最基本的医疗卫生服务，那必将降低他们的健康水平，影响公平与正义的实现，而特权阶级会利用各种手段维护和巩固自身的特权，这将有可能形成"绿洲效应"，扩大全国范围内不公平的现象。公平与正义理论也成为城乡基本医疗卫生服务均等化的社会价值标准，要求社会政策制定者能够贯彻平等的理念并面向全体国民加大基本医疗卫生服务的供给。因此，城乡基本医疗卫生服务均等化是维护社会公平与正义的重要手段，公平与正义是城乡基本医疗卫生服务均等化的基本目标。

三　提高基本医疗卫生服务的公共属性是实现均等化的有效途径

公共产品理论是公共经济学的核心，属于经济学范畴，它是一门讨论如何处理政府与市场之间关系、如何实现公共服务有效供给的理论。公共产品理论对实现城乡基本医疗卫生服务均等化有重大的意义，城乡基本医疗卫生服务均等化的实现离不开公共产品理论的支持。

（一）公共产品理论的发展脉络及其主要内容

公共产品理论的内容非常丰富。1776 年亚当·斯密在其代表性著作《国富论》中指出，由于存在着大量的市场失效，国家应当建立并维护一定数量的公共工程，并尽力保障公民的安全；穆勒提出了经典的灯塔案例，解释了政府为什么应当提供公共品；维克赛尔在公共分析过程中引入了政治决策分析，主张政府在征税过程中应当遵循收益原则，即按照公民在公共品消费过程中所获得收益大小进行征税；1919 年瑞典著名经济学家林达尔提出了公共产品的概念；而最经典的公共产品定义是由萨缪尔森在其 1954 年发表的论文《公共支出的纯理论》中所提出来的。萨缪尔森指出，全社会的产品可以分为私人产品和公共产品，其中，公共产品主要目的是满足公众的公共需求，而私人产品主要满足的是私人的需求。对于私人产品来说，$X = \sum_{j=1}^{n} X_j$，即一种私人产品的消费总量等于所有消费者消费该商品的消费量的总和；对于公共产品来说，$X = X_j$，即每一个消费者所享有的公共产品数量都与其他消费者所享受的公共产品数量相同。公共产品具有三个基本特征，即消费过程中的非竞争性、受益过程中的非排他性和效用的不可分割性；而公共选择理论创始人布坎南则认为萨缪尔森的定义过于简单，他认为在公共品和私人品之间存在着大量的俱乐部产品，当消费人数较少时该产品是非竞争性的，但是该产品随着消费人数的增加将会产生拥挤，从而属于竞争性的产品。布坎南所提出的俱乐部产品理论在一定程度上弥补了纯公共产品理论的不足，具有较强的现实意义。

（二）公共产品理论在城乡基本医疗卫生服务均等化研究中的意义

从公共产品理论角度来分析，基本医疗卫生服务中有很大部分项目属于俱乐部产品，这些服务所具有的局部排他性和局部竞争性特征与我国独有的城乡二元结构共同发挥作用，将基本医疗卫生服务的受益范围在城乡不同人群间作划分，导致无法充分满足农民对基本医疗卫生服务的合理需求。公共产品理论对如何实现城乡基本医疗卫生服务均等化的可借鉴之处在于：必须通过各种途径提高基本医疗卫生服务具体项目的公共属性，将基本医疗卫生服务中具有纯公共产品特征的服务项目转变为政府全额承担的纯公共产品，而对于基本医疗卫生服务中具有一定俱乐部产品特征的服务项目，必须通过加大资金投入力度增加供给数量并降低消费价格，扩大基本医疗卫生服务的受益范围，提高城乡居民的总体福利水平。

第四节　城乡基本医疗卫生服务均等化的实现过程

城乡基本医疗卫生服务均等化是公平与正义观念在基本医疗卫生服务领域的具体体现，其实现过程包括投入阶段均等化、产出阶段均等化以及受益阶段均等化三个部分。

一　城乡基本医疗卫生服务投入阶段均等化

投入阶段均等化要求实现全体社会成员获得卫生资源的机会相同。一方面，考察城乡居民在筹资过程中是否获得了公平的对待。在筹资过程中，政府应当把社会资源向基本医疗卫生领域倾斜，提高财政支出中用于支持医疗卫生事业发展的比例，优化基本医疗卫生服务的内容与质量，筹资均等化是实现城乡基本医疗卫生服务均等化的重要环节。在筹资过程中要做到纵向公平和横向公平，纵向公平指的是具有不同经济实力的个人和家庭应当支付不同水平的卫生开支，收入较高且支付能力较强的个人和家庭要多承担其中的成本，而收入较低且支付能力较差的个人和家庭可以少支付其中的成本。而横向公平指的是具有相同经济实力的个人和家庭应当承担相同水平的卫生开支。另一方面，考察城乡卫生资源分布的均等化。卫生资源指的是面向城乡居民所提供的包括医院、医生、保健项目等在内的医疗卫生服务，是实现我国城乡基本医疗卫生服务均等化的重要物质保障和人力保障。城乡卫生资源分布的均等化要求城乡居民在基本医疗卫生服务的分配过程中得到公平对待，不能将一些人排除在享受范围之外。对于城乡居民来说，虽然每个人的出身、地位、天赋以及其所占资源存在着差别，但是每个人获得基本医疗卫生服务的机会应当是相同的。城乡卫生资源分布的均等化并非意味着卫生资源配置的绝对公平，而是要求在某一个区域内的卫生资源要素配置基本能够满足城乡居民对健康的需求，实现社会成员健康的目标。

二　城乡基本医疗卫生服务产出阶段均等化

产出阶段均等化主要考察的是基本医疗卫生服务领域的资源使用效果。一方面，考察城乡基本医疗卫生服务可及性均等化程度。基本医疗卫生服务可及性主要指的是社会成员获得基本医疗卫生服务的容易度，即城乡居民是否能够按照自己的需求及时地获取优质的基本医疗卫生服务。影响基本医疗卫生服务可及性包括空间距离、医护人员的专业技术、患者年龄以及患者性别等众多因素。另一方面，考察医疗卫生资源的使用效率。城乡基本医疗卫生服务产出阶段均等化要求卫生资源能够有效地发挥作用，提高城乡医疗卫生产品的使用效率。

三　城乡基本医疗卫生服务受益阶段均等化

受益阶段均等化的主要目的是对医疗卫生服务使用达到的基本

效果即城乡居民健康水平改善程度进行评价，反映的是城乡基本医疗卫生服务资源使用达到的基本效果，保障全体国民最基本的健康水平是实现城乡基本医疗卫生服务均等化的基本要求。受益阶段均等化主要表现为城乡居民的健康水平大体一致，社会成员健康状况分布比较均衡。城乡基本医疗卫生服务均等化的实现是渐进的、长期的过程，当一个国家经济发展水平比较低的情况下，应当实现最低标准，不管是城市居民或是农村居民，不管是老年或是儿童，不管其在哪一个地区，只要是本国居民，都应当平等地享有最低水平之上的基本医疗卫生服务。而对于很多特殊群体如残疾人、孕妇、严重病人以及贫困人口等，则应当获得更多的照顾，使其身体能够维持最基本的健康水平。在这里要指出的是，城乡基本医疗卫生服务结果均等化的目标并不是要完全消除健康差别，而是要减少影响城乡居民健康水平不均等化的因素，保证每一个社会成员能够达到应有的健康水平。

第三章 影响城乡基本医疗卫生服务均等化的主要因素分析

要研究城乡基本医疗卫生服务均等化问题，应当从理论上厘清影响均等化的主要因素，这也是本书进行实证研究的重要基础。本章在结构安排上按照从理念性因素到政府性因素，再到财政体制性因素和卫生体制因素，最后到经济结构性因素的顺序，逐层深入探讨影响均等化的主要因素。

第一节 理念因素

当一国特定时期经济社会发展的基本社会经济政策确定后，政策中蕴含的哲学观念、价值目标等理念因素会对城乡基本医疗卫生服务均等化的实现产生深远的影响。

一 理念影响均等化的目标导向

人们的思想观念将随着时间的推移发生变化，在不同的历史时期会有不同的理念支配着基本医疗卫生服务领域相关的制度设计与政策实施，而这也将决定城乡基本医疗卫生服务均等化的目标选择。当政策制定者能够从全体社会成员的切身利益出发，制定满足全体成员共同需求且符合社会发展的政策，在政策具体实施过程中也是以设计的理念作指导，这将有利于城乡基本医疗卫生服务均等化的实现；相反，如果政策制定者不以满足社会公共需要和提高社会公共利益为目标，而是为某一部分特权阶级服务，那将很难得到社会成员的认可，也将失去政府及公共部门存在合法性的基础，因此，在基本医疗卫生服务领域相关政策制定过程中，政府及所属公共部门应当以实现公共利益最大化为目标，体现全体社会成员的共同利益。只有这样，相关的制度设计与政策实施才能够成为社会利益的有效调节工具，成为实现城乡基本医疗卫生服务均等化的有效工具。

从基本层面而言，政策价值导向有效率与公平之分，不同的政策导向选择将导致不同的基本医疗卫生服务均等化水平。所谓公平，是指每个人都是拥有平等权利的个体，都拥有被其他人或社会组织尊重的权利，相应的社会资源配置状况应当达到每一个社会成员所接受的均等化程度。公平有起点公平、过程公平和结果公平之分，其中，过程公平是在市场初次分配过程中所实现的，而起点公平与结果公平则是在再分配领域实现的，保证所有社会成员能够在平等的起点之上，形成大体上能够被社会所接受的资源分配格局。从古至今，公平都是人类所追求的终极目标之一，是现代社会很多理论学说进行研究的基础，也是人类社会最重要的价值取向。在城乡基本医疗卫生服务均等化过程中贯彻公平的目标导向，更加有利于保障社会成员健康权的实现。而所谓效率，通常指帕累托效率，是指在社会经济生活中的资源配置达到了特定状态，在不降低其中某一个社会成员福利的前提之下，不可能增进其他社会成员的福利状况。在特定的经济社会发展时期，如果一国将效率价值作为社会发展与制度建设的顶层上位目标与原则，那么该特定环境下所奉行的哲学理念、经济基础与上层建筑将呈现出浓郁的效率色彩，将会对城乡基本医疗卫生服务均等化的实现产生深远的决定性影响。总体来说，在公平取向的政策目标或效率原则政策目标走得太远，将会导致很多新的问题，现代社会发展过程中，应当注重效率价值与公平价值的相互包容。

二　理念影响正式制度的实施成本和实施效果

所谓正式制度，主要指的是人们有意识确定的一些成文的制度安排和规定。正式制度总是与国家某种权力或者某公共部门相联系，它们通常被以正式的方式进行确定，对人们的行为进行有效的约束和监督。一定时期内的正式制度通常是以特定的理念为基础所建立起来的，正式制度作用的发挥必然会受到理念因素的影响。一方面，理念影响正式制度的实施成本。城乡基本医疗卫生服务均等化是一项系统的公共政策安排，其正式制度制定可能在较短时间内发生变化，但是正式制度中所蕴含的传统理念因素则是比较稳定的，这些理念可能将会对新的正式制度实施起到排斥作用，增加政策额外的监督成本和执行成本，最终影响到政策的有效执行。通常而言，理念对于正式制度的影响通常是以无形的方式表现出来，能够在意识形态方面对行为主体起到有效的约束作用。当然，理念经常会呈现出动态的变化特征，将随着本国社会经济环境的变化而相应发生转变。另一方面，理念影响正式制度实施效果。一般来说，崇尚自由的理念比较利于卫生领域社会中间组织的发展，随着中间部门所承担公共事务的增加，医疗保障供给主体将会逐渐多样化。而中国传统价值观念是以家庭为中心的本位文化，这种观念不利于社会中间组织的发展，将导致公共服务的供给主体以政府为主，这在一定程度上制约了正式制度的实施效果。除此之外，理念的演进将改变某些产品的属性，能够将部分原本属于私人产品的卫生服务转化为公共产品，也可以将部分原本属于公共产品的基本医疗卫生服务剔除政府公共部门供给的清单，从而使得部分基本医疗卫生服务的供给成本通过收费的方式加以解决，市场供给方式能够在一定程度上影响到正式制度的实施效果。

第二节　政府性因素

一　政府职能定位与城乡基本医疗卫生服务均等化

（一）政府介入基本医疗卫生服务领域的动因

政府职能定位指的是政府在社会、经济、政治等各个领域所承担的职责以及发挥的作用，政府职能决定了政府的规模大小及具体职能范围。政府介入基本医疗卫生服务领域的动因在于：首先，是由政府在市场经济中扮演的角色决定的。美国著名哲学家、经济学家诺奇克提出政府是一个历史范畴，人类社会在最初阶段是没有政府的，政府是随着原始社会的解体，在原始部落基础之上演变而成的。政府的产生发展是社会进步的必然结果，是维护社会公平与正义的重要力量，其产生最重要的目标既是为了保护城乡居民各项利益的实现，也是为了解决公众领域的公共事务、满足公众需要。政府只有保证自己的行为满足公众需要，符合公众利益，为公众创造良好的生存环境，政府部门才能取得公众的信任和选票并获得持续的续存空间，因此，基本医疗卫生领域政府职能是由政府在市场经济中扮演的角色所决定的。其次，保障公民健康权是政府介入的重要目的。健康权是城乡居民享有其他权利的重要基础，向弱势群体提供基本医疗卫生服务是政府不能缺失的责任，政府应当满足城乡居民对于基本医疗卫生服务的合理需求，提高全体国民的身体素质，保证基本医疗卫生服务领域的公平性。最后，政府介入是为了解决市场失灵问题。医疗卫生市场存在着诸多市场失灵现象，市场供给机制无法实现基本医疗卫生服务的有效供给，因此，政府介入基本医疗卫生服务领域是要面向城乡居民提供具有较强外部性的产品，如控制传染病、传播健康知识、制定基本医疗卫生服务领域相关政策等，除此之外，政府还应当对由市场提供的基本医疗卫生服务予以补贴。综上所述，尽管基本医疗卫生服务并不排除市场机制，但是政府应切实担负起基本公共医疗卫生服务领域的重要责任。

（二）城乡基本医疗卫生服务均等化不同阶段的政府职能定位

城乡基本医疗卫生服务均等化的实现过程包括三个紧密联系却又彼此不同的阶段：第一是投入阶段；第二是产出阶段；第三是受益阶段。在上述三个阶段中，政府职能定位是有所区别的（如表3－1所示）。

表 3 - 1　城乡基本医疗卫生服务均等化不同阶段的政府职能定位

城乡基本医疗卫生服务均等化不同阶段	政府职能定位	政府的作用
投入阶段	资金分配	强
产出阶段	资金使用监督	强
受益阶段	资金使用绩效评价	较强

从基本医疗卫生服务均等化实现的内在机制要求来看，投入阶段无疑具有决定性的重要作用。在投入阶段，政府将通过各种有效渠道充分把握城乡居民对基本医疗卫生服务的需求，明确基本医疗卫生服务供给所需资金的筹资方式，并通过财政手段为基本医疗卫生服务安排预算资金。如前所述，基本医疗卫生服务供给可采取政府供给机制、市场供给机制、第三部门供给机制和多中心协作供给机制等多种方式进行，政府应当根据社会效益最大化的原则确定基本医疗卫生服务的生产、提供方式。总体来说，本阶段政府的主要目标是保证卫生资源能够在城乡居民之间进行合理有效的分配，充分体现着国家对公平与正义的追求。在产出阶段，主要是通过医疗机构、医护人员以及其他供给部门完成基本医疗卫生服务的供给，可见医疗机构、医护人员以及其他供给部门的专业技术水平、管理能力和服务意识决定了基本医疗卫生服务的供给水平。在这一阶段，政府部门的主要职能是对基本医疗卫生服务的生产、提供全过程进行监管，避免使用过程中的浪费，保证财政资金使用的有效程度，提高财政卫生支出使用效率。如果供给单位不能按照要求完成相应责任，将由监管部门对不规范或者违法的行为予以纠正，并要求按照约定进行补偿。此外，法律法规是保证城乡居民平等享有基本医疗卫生服务的重要手段，政府必须完善基本医疗卫生服务领域相关法律法规，对参与主体的行为进行规范。可以说，政府在基本医疗卫生服务产出阶段的作用同样非常重要。在受益阶段，基本医疗卫生服务消费水平的高低与城乡居民的收入、消费偏好和风俗习惯等不同因素有着密切联系，政府在这个过程中主要针对城乡基本医疗卫生服务均等化水平进行评测并发现问题，为今后医疗卫生政

策的修改提供参考。总体来说，政府在这一阶段的作用有限，难以发挥很强的影响力。

综上所述，政府在城乡基本医疗卫生服务均等化过程中的作用重点体现在城乡基本医疗卫生服务投入阶段，政府通过政府支出结构优化，将社会资源向基本医疗卫生领域倾斜，提高财政支出中用于支持基本医疗卫生服务发展的比例，优化基本医疗卫生服务的内容与质量。但是，政府在城乡基本医疗卫生服务均等化过程中的产出阶段与受益阶段也非常重要。如果基本医疗卫生服务缺乏必要的监督机制和绩效评价机制，那么政府很难对参与主体不规范或者违法的行为予以纠正，也无法在投入阶段对财政资金进行必要的调整，阻碍了城乡基本医疗卫生服务均等化的实现。

二 政府失灵与城乡基本医疗卫生服务均等化

政府涉足基本医疗卫生服务领域的重要原因在于要解决市场失灵，但是政府是否能够切实提高城乡基本医疗卫生服务的水平并实现社会公平却受到了大量的质疑。按照社会契约论的观点，政府与公民之间存在着所谓的委托代理关系，但是在这个契约关系中两者之间的关系是不平等的。一般情况下，政府拥有对公民的强制权力，选民却没有自由选择政府的权利，政府具有公共权利垄断。而医保部门、医疗监管机关等卫生行政机关为了获得预算拨款而听命于政府，卫生行政机关与政府之间是一种雇佣关系，因此，卫生行政机关在提供基本医疗卫生服务过程中缺乏有效的竞争，导致了低效和浪费。同时，政府财政收入来源主要是依靠税收，而税收是政府凭借其政治权力面向公民强制、无偿所取得的收入，并非来源于价格机制。政府和卫生行政机关在提供基本医疗卫生服务过程中没有节约的动力，很少会计算成本，浪费现象也时有发生，存在着 X 低效率的趋势。此外，政府干预基本医疗卫生服务领域的最重要方法是制定实施公共卫生政策，并以此克服市场失灵，实现城乡居民公共利益最大化。但是在公共决策制定实施过程中会存在着很多困难，会受到不确定制约因素的影响。由于城乡居民偏好差异性很大，政府需要充分了解社会成员对于基本医疗卫生服务的偏好，并将社会成员的分散偏好汇总成为统一的偏好。阿罗不可能定理指出：在简单多数投票原则下，将个人偏好加总为统一的偏好是不可能的。因此，政府公共决策与私人决策之间存在着很大的差异，政府即使按照公共利益最大化进行公共决策，也会因为信息上的欠缺无法实现城乡基本医疗卫生服务均等化。很多学者认为政府行为存在着很多的缺陷，在很多情况下并非代表公众利益。公共选择理论创始人布坎南就指出：政府官员是政治市场上的理性经济人，虽然其有着追求选民支持最大化的目标，但是政府官员也会根据自己成本受益大小进行选择，可能会通过权钱交易谋求自身利益最大化。综上所述，各级政府所制定并实施的公共卫生政策可能会产生偏差，影响到农村基本医疗卫生服务水平的提高，导致城乡基本卫生服务非均等化水平不断扩大。

三 政府绩效考核机制与城乡基本医疗卫生服务均等化

政府绩效评价机制是监督、约束官员的一种机制，能够对官员的公共决策行为和政府医疗卫生支出活动起到极其重要的引导和约束的作用。合理的绩效考评机制将会提高政府在基本医疗卫生服务供给过程中的效率，而异化的绩效考评机制将会扭曲政府行为，降低基本医疗卫生服务供给过程效率。在我国，地方政府官员通常是由中央政府直接任命而不是由辖区内居民选举确定的，中央政府对地方政府的绩效考核机制是影响地方政府财政支出行为的重要因素。本书将参考 Besley（2003）① 所构建的模型，解释政府绩效考核机制对城乡基本医疗卫生服务均等化的影响机制：假设 i 地区政府官员的类型为 λ_i，当 $\lambda = 1$ 时，表示政府绩效考核机制的依据是医疗卫生服务是否能够实现城乡居民利益最大化；当 $\lambda > 1$ 时，表示中央政府重视医疗卫生服务的供给；当 $\lambda < 1$ 时，表示中央政府更加看重 GDP 的增长速度。i 地区政府官员面向社会提供的基本医

---

① Besley, T. and Coate, Stephen, "Central Versus Local Provision of Public Goods: A Political Economy Analysis", *Journal of Public Economics*, Vol. 87, No. 4, 2003, pp. 2611 - 2637.

疗卫生服务水平为 $g_i(\lambda_i)$，i 地区政府效用函数为：

$$\lambda_i[(1-\kappa)\ln(g_i)+\kappa\ln(g_{-i})]-\beta T_i(\tau,\omega,Y(g_i))+T_{0i}$$

上式表明地方政府效用大小取决于城乡居民利益、政府财政收入和仕途。此时，

$$g_i(\lambda_i)=\arg\max_{g_i}\{\lambda_i[(1-\kappa)\ln(g_i)+\kappa\ln(g_{-i})]-(\beta T_i(\tau,\omega,Y(g_i))+T_{0i}\}$$

可求得：

$$(g_1(\lambda_1),g_2(\lambda_2))=\left(\frac{\lambda_1(1-\kappa)\mu_1}{1-\alpha},\frac{\lambda_2(1-\kappa)\mu_2}{1-\alpha}\right)$$

由上式看出，当地方政府按照中央政府偏好进行基本医疗卫生服务支出时，λ 实际上可看作是政府绩效考核机制对基本医疗卫生服务供给所造成的扭曲程度。[1] 当中央政府所制定的政府绩效考核机制体现出重视基本医疗卫生服务水平时，将会促使地方政府更加主动地面向辖区居民提供基本医疗卫生服务，这也将促进城乡基本医疗卫生服务均等化的实现；反之，当中央政府所制定的政府绩效考核机制只体现出重视经济增长水平时，将会促使地方政府更加注重经济职能，从而极大地影响弱势群体特别是农民获得基本医疗卫生服务的机会，制约城乡基本医疗卫生服务均等化的实现。

第三节　财政体制性因素

财政体制是确定中央政府和地方政府以及地方各级政府之间财政分配关系的重大制度。财政体制规定了各级政府在财政管理过程中的收支范围和职责权力，划分了政府间的责任、权利和义务，其实质是处理财政资金分配的集权与分权问题。财政体制是影响城乡基本医疗卫生服务均等化实现的重要因素。

---

① 傅勇：《中国式分权、地方财政模式与公共物品供给：理论与实证研究》，博士学位论文，复旦大学，2007年。

一 财政分权或集权体制与城乡基本医疗卫生服务均等化

财政体制大体可分为财政分权体制与财政集权体制，很多学者对财政体制进行了研究。1957 年，财政分权理论代表性人物乔治·斯蒂格勒指出应当赋予地方政府更多权限，他认为地方政府比中央政府更加了解当地居民的需求结构与效用函数，能够根据不同群体的需求实现不同的供给机制，并提供更贴近当地居民的公共产品。但是斯蒂格勒的理论并不否认中央政府在公共决策过程中的重要地位，他指出中央政府能够在更大范围处理公共事务，在解决再分配领域中央政府也会起到主导作用。1972 年，财政分权理论另一位代表性人物瓦勒斯·奥茨提出了奥茨定理，指出地方政府在提供面向本地的地方公共产品过程中，比中央政府更加可靠；而美国著名经济学家蒂伯特则提出了著名的"以脚投票"理论，他认为赋予地方政府更多财政权限，能够最大限度地刺激地方政府参与到公共产品供给的竞争中来。而城乡居民在不同地区间的自由迁徙，也能够让城乡居民选择能够实现自身利益最大化的地区居住。财政分权理论重点探索了政府之间的财政关系，认为适度分权能够实现公共服务的有效供给。根据财政分权理论，全国性公共服务的受益范围是本国范围内的全体公民，其提供者应当是中央政府；地方性公共服务的受益范围是本地区所辖公民，由于地方政府能够获得比中央政府更多的信息，更加了解当地居民的偏好，地方政府应当在基本医疗卫生服务提供过程中负有重要责任，中央政府也需要赋予地方政府更多的权限去进行调节；跨区域公共服务的受益范围是本地区所辖全体公民，故其应当是地方政府和中央政府共同提供。

关于财政分权体制与财政集权体制孰优孰劣尚无定论。一方面，有的研究者认为财政分权体制优于财政集权体制：其一，分权有利于居民参与公共事务。由于大多数民众很难对全国范围内的公共事务决策过程产生影响，因此城乡居民往往选择回避。而城乡居民对于本地区范围内公共事务的参与积极性就大很多，因此，分权能够促进城乡居民参与到当地事务处理过程中。其二，分权有利于社会制度的创新。在集权财政体制之下，地方政府只是中央政府的派出机构，不利于地方政府制定政策促进社会进步；而在分权财政制度之下，地方政府不仅能执行政策，还能够制定政策，从而有利于地方政府结合本地实情开展试验，促进社会制度的创新。其三，分权有利于尽量缩小政府规模。一般而言，集权会导致政府的权力不受控制，使得政府规模过分膨胀，政府开支越来越大，使得大量财富被浪费；而分权将会完善各级地方政府之间的机制，促进地方政府提高行政运行效率，缩减政府机构规模。另一方面，还有的研究者指出了财政集权体制优于财政分权体制：其一，财权事权划分只能够促进本地地方公共产品的供给，对于全国性公共产品的供给作用不大。而且当全国范围内已经产生了较大差距时，只能通过中央政府统一进行协调，此时财政集权体制将发挥重大作用。其二，财权事权划分很难克服跨地域外部性问题。当某个地方政府所提供的公共产品产生了正外部性时，其他地区会因此而受益但是却不用负担成本，故该地区地方政府为了降低供给成本，会降低该种公共产品的供给，结果会引起该种产品供应的不足；而当该地方政府所提供的公共产品产生了负外部性时，地方政府为了实现自身利益最大化，可能会导致该公共产品供应过量。跨地域外部性问题在财权事权划分的条件下，将导致公共产品供给的低效率。

本节将参考利用 Besley（2003）[①] 与赵佳佳（2011）[②] 所构建的理论模型，对财政分权与财政集权体制之下的城乡基本医疗卫生服务均等化水平进行对比分析。假定一个国家有两个地区，其中，i 地区居民对基本医疗卫生服务的中位偏好值为 m_i，$i=1$ 表示城市地区，$i=2$ 表示农村地区，假定 $m_1 \geq m_2$，i 地区政府将会为辖区内居民提供 g_i 的基本医疗卫生服务，则此时该政府的效用大小为：m_i $[(1-\kappa)\ln(g_i)+\kappa\ln(g_{-i})]$。在这里 $\kappa \in [0, 1/2]$，当 $\kappa = 1/$

① Besley, T. and Coate, Stephen, "Central Versus Local Provision of Public Goods: A Political Economy Analysis", *Journal of Public Economics*, Vol. 87, No. 4, 2003, pp. 2611 - 2637.

② 赵佳佳：《财政分权与中国基本公共服务供给研究》，东北财经大学出版社 2011 年版。

2 时，表明该项基本医疗卫生服务具有很强的外部性，其他地区的居民能够与本地居民获得相同效用；当 $\kappa = 0$ 时，表明该项基本医疗卫生服务不具有外部性，其他地区的居民不能从本地政府的基本医疗卫生服务供给过程中获得效用的提高。

一方面，在财政分权体制之下，β 表示中央政府与地方政府对税收收入进行分割的比例，T_{oi} 表示地方政府向中央政府上解税收收入，$T_{oi} > 1$，此时地方政府将会在经济性支出和基本医疗卫生服务支出之间进行考察衡量，假定城乡地区政府的税收努力程度相同，则 i 地区的地方政府效用函数可转化为：

$$m_i\left[(1-\kappa)\ln(g_i) + \kappa\ln(g_{-i})\right] - \left[\beta T_i(\tau, \omega, Y(g_i)) - T_{oi}\right]$$

其中 $T(\tau, \omega, Y)$ 表示当地可征收税收收入函数，τ 表示税率大小，ω 表示税收努力程度，Y 表示税基，则可设定税收函数为：$T(\tau, \omega, Y) = \tau\omega^\theta Y$，$0 \leqslant \omega \leqslant 1$，$0 \leqslant \theta \leqslant 1$

根据 Barro（2009）[①] 对 g 所进行的设定，有 $Y = Af(K, L, g) = AL^{1-\alpha}K^\alpha g^{1-\alpha}$

则 i 地区的地方政府效用函数可进一步转化为：

$$m_i\left[(1-\kappa)\ln(g_i) + \kappa\ln(g_{-i})\right] - (\beta\tau\omega^\theta AL^{1-\alpha}K^\alpha g^{1-\alpha} - T_{oi})$$

当城乡政府分别提供 g_1，g_2 水平的基本医疗卫生服务时，社会总效用为：

$$S(g_1 + g_2) = \left[m_1(1-\kappa) + \kappa m_2\right]\ln(g_1) + \left[m_2(1-\kappa) + m_1\kappa\right]\ln(g_2) - \left(\beta\tau\omega^\theta\sum_i AL^{1-\alpha}K^\alpha g^{1-\alpha} - T_{o1} - T_{o2}\right)$$

当各级政府以辖区内社会福利最大化为目标，那么 i 地区的最优基本医疗卫生服务供给水平将是：$(\hat{g}_1, \hat{g}_2) = \left(\dfrac{[m_1(1-\kappa) + m_2\kappa]\mu_1}{1-\alpha}, \dfrac{[m_2(1-\kappa) + m_1\kappa]\mu_2}{1-\alpha}\right)$

此时，当 $m_1 \geqslant m_2$，且 $\kappa < 1/2$，$u_1 \geqslant u_2$ 时，城市的基本医疗卫生服务水平高于农村。

---

① Barro, "Government Spending in a Simple Modle of Endogenus Grouth", *The Journal of Political Ecomomy*, Vol. 98, Vol. 2, 2009, pp. 103 – 125.

当各级政府以本级政府经济利益最大化为目标，则有：

$$g_i^d = \arg \max_{g_i} \{ m_i [(1 - \kappa) \ln(g_i) + \kappa \ln(g_{-i})] - (\beta \tau \omega^\theta AL^{1-\alpha} K^\alpha g^{1-\alpha} - T_{oi}) \}$$

那么 i 地区的最优基本医疗卫生服务供给水平将是：

$$(g_1^d, g_2^d) = \left(\frac{m_1(1-\kappa)\mu_1}{1-\alpha}, \frac{m_2(1-\kappa)\mu_2}{1-\alpha} \right)$$

比较两种目标下的最优供给基本医疗卫生服务水平，当 $\kappa = 0$ 时，即基本医疗卫生服务不存在外部效应时，分权财政体制不存在效率损失；当 $\kappa = 1$ 时，即基本医疗卫生服务存在较大外部效应时，分权财政体制下的基本医疗卫生服务供给水平有很大的可能性将会不能满足社会成员的合理需求。

另一方面，在财政集权体制之下，中央政府将力求在全国范围内实现基本医疗卫生服务均等化，此时地方政府的最优基本医疗卫生服务供给水平将是：

$$g^c = \arg \max_g [(m_1 + m_2)\ln(g) - \sum_i \tau \omega^\theta AL_i^{1-\alpha} K_i^\alpha g^{1-\alpha} + 2\lambda T_0]$$

那么 i 地区的最优基本医疗卫生服务供给水平将是：

$$g_1^c = g_2^c = \frac{m_1 + m_2}{(1-\alpha)\left(\frac{1}{\mu_1} + \frac{1}{\mu_2} \right)}$$

此时，最优供给基本医疗卫生服务水平将与外部性没有联系，当 $\mu_1 = \mu_2$，并且 $\kappa = 1/2$ 或者 $m_1 = m_2$ 时，$g_1^c = \hat{g}_1$，$g_2^c = \hat{g}_2$；当 $\kappa \neq 1/2$ 且 $m_1 > m_2$ 时，地区 1 基本医疗卫生服务将会不足，地区 2 基本医疗卫生服务将会过剩。

通过分析可得以下结论：

（1）在分权财政体制之下，均等化水平与外部性密切相关。当 $\kappa = 0$ 时，即基本医疗卫生服务不存在外部效应时，分权财政体制不存在效率损失，分权财政体制更加有利于实现基本医疗卫生服务均等化；当 $\kappa \neq 0$ 时，基本医疗卫生服务非均等化水平将随着外部性的增加而不断增加，此时，存在着 κ'，当 $\kappa' < \kappa < 1/2$ 时，集权财政体制所提供的基本医疗卫生服务大于分权财政体制所提供的基本医

疗卫生服务，当 $\kappa = 1/2$，且 $\mu_1 = \mu_2$ 时，集权财政体制比分权财政体制更加有利于城乡基本医疗卫生服务均等化的实现。

（2）在分权财政体制之下，更加容易出现城乡基本医疗卫生服务非均等化的局面。某地区的基本医疗卫生服务支出比例越高，外部性越小，则该地区能够产生更高的基本医疗卫生服务水平。具体而言，城乡基本医疗卫生服务的差异程度与 m 和 μ 密切相关，当 $m_1\mu_1 > m_2\mu_2$ 时，地区 1 的基本医疗卫生服务水平高于地区 2 的基本医疗卫生服务水平。

（3）比较财政分权体制与财政集权体制之下的城乡基本医疗卫生服务均等化水平可知，当 $\mu_1 = \mu_2$，$m_1 = m_2$，$\kappa = 0$ 时，两种体制之下的基本医疗卫生服务水平相同，随着外部性 κ 的增加，两种体制之下的基本医疗卫生服务水平将逐渐拉大。因此，在没有外部性的情况下，分权财政体制更加有利于实现基本医疗卫生服务均等化；而当外部性很大时，集权财政体制占优。

二　财权事权分配与城乡基本医疗卫生服务均等化

在我国财政体制改革过程中，必须清晰地划分中央政府与地方政府间的事权与财权。其中，事权指的是中央政府与地方政府在提供公共产品过程中所应当承担的职责；财权指的是中央政府与地方政府各自获得的为履行其职能所筹集的财政资金，包括税权、收费权及发行债务权等。

（一）财权分配影响城乡基本医疗卫生服务均等化

政府在基本医疗卫生服务领域所投入的财政资金大部分来源于政府预算拨款，因此，财权是政府提供基本医疗卫生服务的基础，是关系到城乡基本医疗卫生服务均等化实现的重要因素。在分权财政体制下，中央政府相对地方政府在财权分配过程中更具有优势。按照税种划分原则，规模较大的税种一般属于中央政府，将使财政收入向上级政府集中，导致不同政府间的财政收入和卫生支出水平差距扩大。财权的过度集中将会使得上级政府拥有更加雄厚的财力，有能力将更多的公共卫生资源投向基本医疗卫生服务领域，促进辖区内医疗卫生事业的发展；与此同时，下级政府特别是农村基层政府在财权分配过程中处于弱势地位，无法满足辖区居民对基本医疗卫生服务的合理需求。可以说，财权分配不合理将会导致政府卫生支出低效，影响城乡基本医疗卫生服务均等化。

（二）事权划分影响城乡基本医疗卫生服务均等化

政府间事权的划分是建立分税制财政体制和构建财政转移支付制度的基础，政府事权范围决定了政府财政支出的范围，财政支出应当以事权划分为限。目前，我国的政府级次总共有五级，即中央、省（直辖市、自治区）、市（自治州）、县（自治县、区）、乡（镇），在这种多层级政府体制之下，不可能将全部事权集中于中央政府或者地方政府，过度的集权将对本国社会经济运行造成很大的负面影响。下面借鉴徐淑娜（2005）[1] 所构建的财政补助模型说明事权划分对基本医疗卫生服务均等化的重要性。

假设中央政府对各级地方政府基本医疗卫生服务供给水平的期望是相同的，地方政府为达到该供给水平的支出大小为 φ，而 i 地区政府的财力大小为 T_i，i 地区政府对基本医疗卫生服务的支出偏好为 u_i，其中 $0 < u_i < 1$；当地方政府的财权与事权不对称时，$u_i T_i < \varphi$。而中央政府对地方政府的转移支付大小为 TR。地方政府将面向辖区居民提供基本医疗卫生服务（g）和其他服务（x），则地方政府效用函数为 $U_i = (1 - u_i) \ln x_i + \ln g_i$。在没有中央政府进行财政转移支付时，地方政府目标函数为：

$$\max U_i = \max [(1 - u_i) \ln x_i + \ln g_i]$$

$$s.t.\ x_i + g_i = T_i$$

求解上式，可得地方政府实现效用最大化的条件是：$g_i = u_i T_i$，$x_i = (1 - u_i) T_i$。

在信息对称的情况下，中央政府充分了解 φ 和 $u_i T_i$ 之间的差距，可以通过转移支付的方式实现地方政府财力均衡；但是，现实情况是中央政府无法充分了解地方政府对基本医疗卫生服务的支出

---

① 徐淑娜：《公共支出过程中的信息不对称与制度约束》，中国财政经济出版社2005年版。

偏好 u_i，地方政府在这种信息不对称的情况之下为获得更多中央政府的转移支付，将在下一个预算年度降低基本医疗卫生服务支出，而当中央政府意识到地方政府缩小基本医疗卫生服务支出规模是为了获得更多转移支付资金时，也可能在往后的预算年度降低对地方政府的转移支付规模。于是，中央政府与地方政府就进入了不断讨价还价的过程，这将缩小地方政府获得财政资金的规模，限制地方政府的财力，影响了城乡基本医疗卫生服务均等化的实现。产生这种状态的根源在于中央政府无法充分了解地方政府关于基本医疗卫生服务的支出偏好 u_i，而地方政府也不可能充分表达自己的偏好。要解决这种状况就必须完善公共财政制度设计，对中央政府与地方政府之间事权在法律层面进行明确的划分，这是保证地方政府有效提供基本医疗卫生服务的前提性条件。

而在进行政府间事权划分之前，必须划清政府与市场的界限，政府涉足基本医疗卫生服务领域的重要原因在于要解决市场失灵。在对政府与市场进行合理界限划分的前提之下，根据财政分权理论，全国性公共服务的受益范围是本国范围内的全体公民，其提供者应当是中央政府；地方性公共服务的受益范围是本地区所辖公民，其提供者应当是地方政府；跨区域公共服务的受益范围是本地区所辖全体公民，故其应当由各级政府共同参与完成提供。

（三）事权财权不匹配影响城乡基本医疗卫生服务均等化的理论分析

如果财政体制比较科学，对各级政府间的事权和财权划分比较合理，那将调动各级政府积极性，政府工作人员也会按照要求履行职责，基本医疗卫生服务的供给成本将会降低，供给效率将会提高，此时就达到了财力均衡。财力均衡为政府实现城乡基本医疗卫生服务均等化提供了资源供给上的保障，确保地方政府特别是基层政府有足够的财力实现城乡基本医疗卫生服务均等化；反之，如果政府财政体制不合理，机构臃肿，人浮于事，政府间的事权和财权划分不匹配，这将会增加提供基本医疗卫生服务的成本，就会导致财力非均衡。财力非均衡将会制约政府向城乡居民提供基本医疗卫生服务的能力，影响城乡基本医疗卫生服务均等化的实现。

下面通过图 3-1 简单分析财权事权不匹配是如何造成我国农村基本医疗卫生服务供给不足，进而影响城乡基本医疗卫生服务均等化的实现。图中横轴 I 表示农民人均收入水平；纵轴 Q 表示农村基本医疗卫生服务数量；向右上方倾斜的直线 D 表示农民的基本医疗卫生服务的需求曲线，说明随着农民收入的增加，对基本医疗卫生服务的需求量也在提高；向左上方倾斜的直线 S 则表示的是基本医疗卫生服务的供给曲线，说明基本医疗卫生服务的供给量受到政府财政财力的影响，随着农民收入的增加，对基本医疗卫生服务的供给在减少。如图 3-1 所示，初始均衡出现在 O_0 点上，此时农村地区基本医疗卫生服务的供给水平为 Q_0，乡镇政府承担了所有基本医疗卫生服务的提供成本。但如果乡镇政府财力严重不足，财权事权不匹配，不能按照 S_0 曲线向本辖区居民提供基本医疗卫生服务，于是将供给水平从 S_0 调低到了 S_1，此时农村基本医疗卫生服务的供给水平为 Q_1，无法满足农民的需求。我们在此时假定中央政府要求农村基本医疗卫生服务水平必须维持在一定标准之上，那么乡镇政府在自身无法解决的情况之下，就强制要求农民承担一部分的基本医疗卫生服务成本，则农民需求曲线 D_0 就向左移动到 D_1，此时的均衡点由 O_1 提高至 O_2 点。我们可以看到，此时农村基本医疗卫生服务供给水平的上升主要是由农民承担成本的上升所引起的，这在一定程度上加重了农民负担，影响到农民收入水平的提高，制约农民

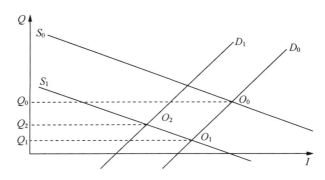

图 3-1　基层财政财权事权不匹配

购买基本医疗卫生服务的能力，最终也会影响城乡基本医疗卫生服务均等化的实现。

三　财政转移支付制度与城乡基本医疗卫生服务均等化

转移支付的定义最早是由庇古提出的，指的是各级政府为实现特定政策目标，将一部分财政资金无偿转移给特定公共部门、民间组织、企业或私人的资金支出。当前转移支付的内涵有了一定的变化，主要指的是各级政府间财政性资金的无偿拨付，既包括上级政府与下级政府之间的财政资金无偿拨付，又包括同级政府之间的财政资金无偿拨付。本书主要研究的是上级政府对下级政府的转移支付。目前，我国的转移支付制度主要包括两大类，即专项转移支付和一般转移支付。其中，一般性转移支付指的是上级政府在对下级政府进行财政资金无偿拨付时，对这部分资金不规定特定的用途，下级政府在资金使用过程中可根据实际情况进行使用，一般性转移支付看重的是增强下级政府的实际支付能力，对基本公共服务的普遍性差异有一定的作用；专项转移支付指的是上级政府在对下级政府进行财政资金无偿拨付时，要求这部分资金有专门的用途，下级政府在资金使用过程中不得随意更改用途，专项转移支付则关注的是某个具体项目实施的效果，对某项专项基本公共服务差异有一定的作用。

我国城乡经济发展差异较大，为保证各级政府有足够的财力提供基本医疗卫生服务，必须在财权事权合理分配的基础上完善财政转移支付制度，转移支付制度是实现我国城乡基本医疗卫生服务均等化的有效途径。首先，在以流转税和所得税为主体税种的税制体制之下，企业主要向当地政府缴纳税款，而税负却是由商品消费者承担，这就会产生城乡间的税负输出问题；拥有大量商业企业的城市地区将成为税负输出地，城市居民能够享受到当地政府所提供的优质基本医疗卫生服务；而农村则成为税负输入地，农民承担了城市地区基本医疗卫生服务提供的成本，这是一种很不合理的现象。而转移支付制度能够在一定程度上解决我国税负输出问题，促进公共卫生资源在城乡间进行重新配置，进而实现城乡基本医疗卫生服务均等化。其次，随着转移支付制度的实施，中央政府将以此为条件要求地方政府根据统一部署行事，体现全局意识，能够进一步提高公共资源的使用效率。因此，转移支付制度有利于增强中央政府对地方政府的控制力。最后，地方政府在向辖区内居民提供基本医疗卫生服务过程中可能会产生效益外溢现象，而这需要中央政府通过纵向转移支付加以纠正，转移支付不仅能提高地方政府提供基本医疗卫生服务的能力，还能够解决效益外溢问题。

第四节　医疗卫生体制因素

一　医疗卫生体制运行与城乡基本公共服务均等化

医疗卫生体制指的是通过各种渠道取得资金为人民群众提供医疗卫生服务，保障社会成员健康水平的医疗服务制度，医疗卫生体制是社会经济制度的组成部分，能够起到公平收入分配和减震器的作用。评价一个社会的医疗卫生体制是否合理取决于两个方面：一是要看它是否能提高医疗卫生服务的覆盖面，保证城乡居民能够平等享有高水平的医疗卫生服务；二是要看它的投入过程、产出过程和受益阶段是否合理、公平，能否实现较好的经济效益和社会效益。在完全竞争市场，厂商和消费者的数量很多，众多厂商向消费者提供相同或近似的产品。而在医疗卫生体制运行过程中，医护人员所提供的医疗服务质量差距明显，而且患者的病情也存在着很大的差异，故医疗卫生同质性比较差，限制了患者的选择权。而且，目前世界各国对医护人员执业准入资格和医疗机构举办条件都做了很多限制，只有经过严格的考核并满足一定的条件，才能获得相应医疗卫生服务提供许可，这就造成了一定地域内的医疗卫生资源是有限的，而取得行医资格的医生和医院可凭借其垄断地位获得较高的利润率。可以说，医疗卫生体制已具有形成垄断竞争市场的基本特征。

在实现城乡基本医疗卫生服务均等化的过程中，医疗卫生体制形成了由政府、社会保险机构、参保人与医疗机构四大主体所构成的复杂关系（见图3－2），医疗卫生领域的参与主体相互间进行交流、合作与融合，并通过自身的方式参与到基本医疗卫生服务的过程中来。其中，第一参与主体是城乡居民，即基本医疗卫生服务的需求者和受益人。城乡居民须与相关机构订立医保合同，并定时向社会保险机构缴纳保费，在患病后可在合同规定范围内获得相应卫生服务。城乡居民作为基本医疗卫生服务的需求者，在获取基本医疗卫生服务的过程中会受到政府资源配置方式的影响，但城乡居民同样会通过其他途径影响到政府决策过程。所以，参保人不仅是基本医疗卫生服务的被动享受者，而且还应当主动通过各种方式表达自己的偏好，影响政府针对基本医疗卫生服务的相关制度安排，促进基本医疗卫生服务水平的提高，保证城乡基本医疗卫生服务均等化的实现。第二参与主体是医疗机构，即定点为患者提供基本医疗卫生服务的医疗机构。参保人员在未纳入医保定点的医疗机构就诊时，不得享受基本医疗卫生服务。定点医疗机构需要严格的申请、审批程序，并定期接受卫生部门的监督和检查。第三参与主体是医保部门，即经办、管理社会医疗保险的机构。在基本医疗卫生服务供给过程中对参保居民和定点医疗机构有监管的权力，全体国民就诊时所产生的大多数医疗费用将由社会保险机构进行承担。第四参与主体是政府机关，新中国成立以来，政府毫无疑问是医疗卫生体制改革最重要的强制力量，政府作为基本医疗卫生服务的供给者之一，在医疗卫生体制运行过程中处于主导地位。政府应当根据当时社会经济环境，确定城乡基本医疗卫生服务均等化的组成内容和具

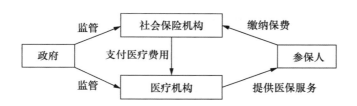

图3－2 医疗卫生市场运行机制

体项目，通过各种方式提供适当补贴，并对社会保险机构和医疗机构进行监督，确保基本医疗卫生服务的有效均衡供给。

总之，医疗卫生体制运行机制非常复杂，医疗卫生体制各参与主体间的目标不一致。基本医疗卫生服务市场的这种特征增加了道德风险发生的概率，使得医疗卫生服务市场技术进步受限，影响到了城乡基本医疗卫生服务水平的提高，严重制约了卫生资源配置的合理化程度。其中，政府和社会保险机构所获得的信息有限，面临着较严重的信息劣势，而参保人特别是城市居民与医疗机构可能会利用所占据的信息优势对医疗卫生资源进行过度消费或过度提供，最终会造成资源的浪费，降低基本医疗卫生服务的供给效率，影响城乡基本医疗卫生服务均等化的实现。

二 外部性与城乡基本医疗卫生服务均等化

外部性包括正外部性和负外部性。其中所谓正外部性，指的是一个经济主体的行为使得另一个经济主体的福利提高，而施加这种影响的主体却没有因此而获得补偿；所谓负外部性，指的是一个经济主体的行为使得另一个经济主体的福利受损，而施加这种影响的主体却没有因此而承担成本。基本医疗卫生服务具有明显的外部性。比如说，居民身患严重疾病不仅会给患者和家属带来沉重的精神压力和经济负担，而且还会使国家损失了人力资源，此时产生了负外部性。但是，如果患者得到了及时的治疗，获得了充分的基本医疗卫生服务，这将减少疾病的传染，也会提高患者健康水平，此时产生了正外部性。

下面通过一个简单的模型分析基本医疗卫生服务外部性对城乡基本医疗卫生服务均等化的影响。假设基本医疗卫生服务市场中有两个消费者，两者分别消费两种不同的卫生产品。其中，消费者 1 所消费的卫生产品具有外部性。则消费者 1 的最佳消费量可通过下式表示：

$$\max U_1 \ (X_1, \ E)$$

$$s. \ t: \ Y_1 = X_1 P_1 + E P_E$$

在消费者 1 所消费基本医疗卫生服务的外部性作用之下，消费

者 2 的基本医疗卫生服务消费函数可通过下式表示：$U_2 = f(X_2，E)$

此时，消费者 1 的最佳消费量函数的约束条件有一定的变化：

$\max U_1(X_1，E)$

$s.t：U_2(X_2，E) = k$

$Y_1 + Y_2 = X_1 P_1 + E P_E + X_2 P_2$

通过求解，可得：$\dfrac{\partial U_1/\partial E}{\partial U_1/\partial X} = \dfrac{P_E}{P_X} - \dfrac{\partial U_2/\partial E}{\partial U_2/\partial X}$

上式说明如果基本医疗卫生服务不存在外部性，城乡居民间效用的依赖程度不高，城乡居民不需要从其他成员那里获得受益，可通过市场机制来满足对基本医疗卫生服务的需求；相反，正是由于基本医疗卫生服务具有很强的正外部效应，社会成员间的联系更加紧密，如果仅依靠市场来提供的话，市场主体将面临边际成本大于边际收益的局面[1]，这将导致基本医疗卫生服务的供给量逐渐减少，不能充分满足城乡居民的需求，影响城乡基本医疗卫生服务均等化的实现。

第五节　经济结构性因素

经济结构是由众多经济系统所形成的复合体，包含多重含义，本书主要从城乡二元的角度考察经济结构对城乡基本医疗卫生服务均等化的影响。所谓的城乡二元经济结构，指的是在一个国家内部所存在着的两种力量均衡且相互对立的经济结构，主要体现为城市与农村发展相互割裂，农村的生产力水平、经济结构、经济质量、人口素质、福利水平等远远低于城市的这种发展状态。对城乡二元经济的研究始于亚当·斯密，他认为工业随着农业的成长而发展是一种自然规律；苏联学者普瑞拉仁斯基构建了最初的二元经济结构

---

① 张鹏：《医疗卫生产品供给及其制度安排研究》，博士学位论文，南开大学，2007 年。

模型，认为工业部门和农业部门共同发展是发展中国家的普遍特点；此外，美国经济学家刘易斯于1954年提出了较完整的二元经济结构理论，在其代表性论文《劳动力无限供给条件下的经济发展》中指出二元分割经济结构是大多数发展中国家常见的经济形态。在我国，城市和农村是两个相互联系却又各自独立的经济体系，国家通常会为了实现城市经济利益而忽视农村经济利益。下面通过三个基本理论模型解释在不同情况下均等化与城乡二元经济结构之间的关系。

一 城乡彼此孤立背景之下的均等化水平

在城乡彼此孤立的背景之下，城乡经济非均衡发展将会极大地影响到城乡基本医疗卫生服务均等化水平。某地区的经济发展水平决定了当地的财政支付能力，而财政支付能力则在一定程度上决定了当地政府提供基本医疗卫生服务的能力。其中，农村经济发展水平不高，用于社会经济发展的公共资源很有限。为满足公共需要并实现公共利益，政府部门可能会作出降低其他产品投入并提高基本公共服务投入的决定，但是在既定经济资源的限制下，基本医疗卫生服务的数量和质量都不会有很大的提高；而城市的经济发展水平较高，全社会可分配公共资源比较丰富，城市投入基本医疗卫生服务领域的资源多于农村。综上所述，在城乡彼此孤立的背景之下，城乡政府将利用自身财政资源承担基本医疗卫生服务供给成本，农村所提供的基本医疗卫生服务数量和质量都不如城市。

如图3-3所示，假设全社会的资源主要用于基本医疗卫生服务和私人品投入，$P_1P'_1$表示城市居民的生产可能性边界，$P_2P'_2$则表示的是农民的生产可能性边界。图中$P_1P'_1$高于$P_2P'_2$，表示的是城市生产力大于农村生产力水平，且城市居民所享受的公共产品也高于农民所享受的水平（$U_1 > U_2$，且E_1点高于E_2点）。因此，在城乡资源互不流通情况下，农村医疗卫生服务数量和质量都不如城市。

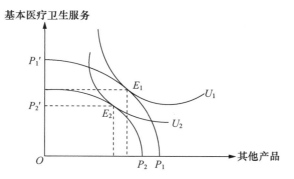

图 3 - 3　城乡资源互不流通情况下的医疗卫生服务供给水平

二　城市优先背景之下的均等化水平

一般而言，城市产业结构主要是以第二产业和第三产业为主，社会生产力水平较高，而农村产业结构则是以小农经济为主，生产力水平较低，发展速度较慢。在城乡资源相互流通的背景之下，当政府出台"城市发展优先"的制度设计时，国家将为了实现城市经济利益而忽视农村经济利益，农业投入将会逐渐减少，第一产业在国民经济所占比重也会降低。相反，大量资金将会投向城镇的第二产业和第三产业，导致大量公共资源向城镇倾斜，如果不重视农业的基础性地位，城乡产业结构所发生的这种变化将会加剧城镇和农村之间的对立，影响城乡基本公共服务水平的均衡发展。这将极大地促进城市经济的快速发展，城市居民能够更多地拥有政府所提供的各种诸如医疗卫生、教育和养老保险等基本公共服务。与此同时，农村的发展却并不尽如人意，社会发展极为缓慢，各种基本公共服务的供应不足，绝大多数农民被排除在享受各种最基本社会保障之外，最终将导致农民所享受的基本医疗卫生服务严重不足。

如图 3 - 4 所示，（a）表示城市社会资源分配情况，由于国家偏向城市各项政策的实施，农民剩余劳动力通过税费、农产品与工业产品"价格差"等方式转移到城市，导致城市基本医疗卫生服务和其他产品的数量和质量都有了一定的提升，使得城市居民无差异曲线 $P_2P'_2$ 向上移动至 $P_1P'_1$，最佳效用点上升至 D 点，城市居民整体福利水平得到了提高。而（b）表示农村社会资源分配情况，由于不均衡的财富分配机制，农村丧失了大量的剩余劳动力并转移到了城市，这就在农村生产力本就低于城市的情况之下，农民还需将一部分的私人收入挪用至公共服务的提供，导致其各项负担加重。结果将导致农民的无差异曲线由 $R_1R'_1$ 向下移动至 $R_2R'_2$，最佳效用点下降至 C 点，偏离了农民的最佳消费点，无法满足农民对基本医疗卫生服务的合理需求，无法实现城乡基本医疗卫生服务均等化的目标。

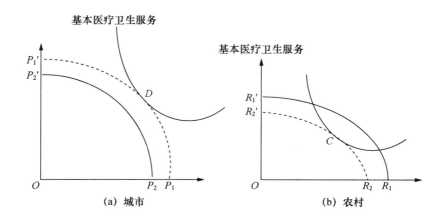

图 3-4 支持城市背景之下的城乡基本医疗卫生服务均等化水平

三 城乡相互支持背景之下的均等化水平

当城市经济发展取得了较快发展，在不降低城市居民福利水平前提之下，国家出台城乡相互支持发展政策，财政资源将逐渐偏向农村。此时，农村经济水平将不断提高，而城市经济在发展过程中与农村经济形成了良性互动，将会进一步地增长，非均等化的状况将得到很大的改善。如图 3-5 所示，（a）表示城市社会资源分配情况，当城市经济取得了较快发展时，无差异曲线由 $P_3P'_3$ 向上移动至 $P_2P'_2$。假定此时国家出台统筹城乡统一发展战略，将大量的财政资源向农村倾斜，农村经济在国家扶持下获得了一定发展，

（*b*）表示农村社会资源分配情况，无差异曲线将由 $R_2R'_2$ 向上移动至 $R_1R'_1$，最佳效用点上升至 *F* 点。而城市经济也将从农村经济发展水平的提高过程中受益，无差异曲线由 $P_2P'_2$ 继续向上移动至 $P_1P'_1$，最佳效用点上升至 *E* 点。由此可以看出，城乡相互支持背景之下，均等化水平将会得到很大程度的改善。

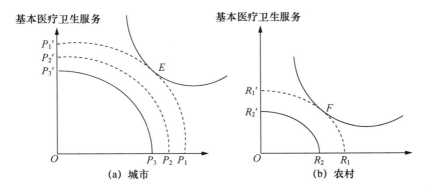

图3-5　城乡相互支持背景之下的城乡基本医疗卫生服务均等化水平

综上所述，当城市和农村在市场经济活动中彼此孤立的情况之下，城乡经济相互促进作用受到很大的制约，此时城乡基本医疗卫生服务均等化很难实现；当城市和农村双方在市场经济活动中协调性差，仅有农村支持城市的局面之下，农村基本医疗卫生服务水平将受到极大的制约，农村的基本医疗卫生服务的供给量将明显不足，无法满足农民的正常需求；当城市和农村双方在市场经济活动中协调性较好，农村与城市相互支持的局面之下，城乡基本医疗卫生服务水平都将获得明显改善，特别是农村基本医疗卫生服务供给数量及供给质量与城市的差距将会不断缩小，这将有利于城乡基本医疗卫生服务均等化的实现。

第四章　城乡基本医疗卫生服务均等化水平评估

目前，我国城乡基本医疗卫生服务非均等化问题很突出，绝大多数医疗保障资源分布在城市地区，被城市居民使用，导致绝大多数农民看病花钱只能自己掏腰包，农民依然面临着比较突出的"看病难，看病贵"和"因病致贫，因病返贫"的问题。因此，对我国城乡基本医疗服务均等化水平进行实证评估，是本章所关注的焦点。在结构安排上，首先综合运用层次分析法和专家咨询法确定了评估指标体系；其次构建评价体系对我国城乡基本医疗卫生服务均等化水平进行了评测；最后通过泰尔指数及其分解指数对均等化水平进行了分析。

第一节　城乡基本医疗卫生服务均等化评估指标体系的构建

从统计学的角度来定义，指标反映的是统计变量随着时间或地区变化而产生的特征数值。而在社会学看来，指标主要反映的是研究者所考察的变量，表示的是一组变量中可观察的内容；指标体系则是由各种不同类型指标所组成的整体，它能解释特定社会现象的内在运行机制。指标体系能够帮助研究者更全面地研究和把握事物发展水平，指标和指标体系对研究者把握事物现象和本质有着重要意义；所谓城乡基本医疗卫生服务均等化水平评估指标体系，指的是研究者根据研究的需要，将客观联系的一系列指标进行分类和组合，并最终选取能够从总体上描述城乡基本医疗卫生服务均等化水平的指标所构成的整体，其目的是对我国城市和农村的基本医疗卫生服务水平进行综合评价和对比分析。本书所研究的城乡基本医疗卫生服务均等化水平评估指标体系是多层次的，是由多种类型指标所构建的整体。城乡基本医疗卫生服务均等化水平评估指标体系的构建，不能根据研究人员的主观臆想或对其他地区评估指标体系简单地照搬，而应当要求按照科学方法保证所构建体系的适用性，最终形成的指标体系是对城乡基本医疗卫生服务均等化水平评估的基础，也是对城乡基本医疗卫生服务均等化现象进行解释的重要工具。

一 均等化评估指标体系的构建原则

城乡基本医疗卫生服务均等化水平评估指标体系的构建是从理论到模型确立再到最终确立具体指标的过程。在指标体系构建过程中需要将高度概括和抽象的内容转化为具体可计算的指标体系，这就要求城乡基本医疗卫生服务均等化水平评估指标体系的构建必须遵循一定的原则。

（一）完整性原则

指标体系是一个有机的整体，力求完整、真实地反映城乡基本医疗卫生服务均等化水平。因此，指标体系的构建应当遵循完整性原则，要求在设计评估指标过程中应当尽可能保证指标的选取够全面，不应当存在较多的遗漏，而且还要确保指标之间不要重复。评估指标体系是否完整、是否能够概括基本医疗卫生服务的主要工作，将直接影响到评估质量的高低。

（二）功能性原则

功能性原则要求通过指标体系的构建体现政府职能部门为人民服务的宗旨。即不能说社会经济主体干了什么就评估什么，而是要求考核被相关主体所从事的工作是否恰当，将与为人民服务目标相悖的指标予以剔除。

（三）可比性原则

评估指标体系构建的重要目标就是要求能够在全国范围内不同地区的不同主体间进行比较，所以，评估指标的选取要特别重视可比性原则。可比性原则要求在确定指标名称、计算口径和计算方法的过程中，应当保证与国内外通行的统计方法一致。

（四）适用性原则

城乡基本医疗卫生服务均等化水平评估指标体系是一个复杂的评估体系，所选取的指标应当保证其适用性，因此在设计具体的评估指标过程中就应当有一定的取舍，对于很难获得的数据尽量不予采用，在指标选择过程中尽量采用稳定且易于操作的指标。在具体指标选取过程中，注重选取百分比、比重等相对指标，尽量消除不可比因素的影响。

二　均等化评估指标体系的构建

（一）评估指标体系初步建立

城乡基本医疗卫生服务均等化水平评估指标体系须具备一定的科学性和实用性，并应当符合我国国情。本书通过阅读大量已有相关文献以及参考其他国家和地区构建的评估指标体系，依照指标选取的四个基本原则，结合对城乡基本医疗卫生服务均等化实现过程的相关分析，从投入阶段、产出阶段以及受益阶段三个方面筛选出20个指标（见表4－1），初步构建了我国城乡基本医疗卫生服务均等化水平评估指标体系。

表4－1　城乡基本医疗卫生服务均等化水平评估指标体系（初步）

一级指标	二级指标	三级指标
1. 投入	1.1 筹资过程	1.1.1 城乡卫生总费用
		1.1.2 人均卫生费用
		1.1.3 城乡居民医疗保健支出
	1.2 资源配置	1.2.1 城乡每千人口卫生技术人数
		1.2.2 城乡每千人口注册护士数
		1.2.3 城乡每千人口执业医师数
		1.2.4 城乡每千人口医疗机构数
		1.2.5 城乡每千人口医疗机构床位数
		1.2.6 城乡人均妇幼保健机构卫生技术人员数

续表

一级指标	二级指标	三级指标
2. 产出	2.1 资源产出情况	2.1.1 城乡医师日均担负诊治人数
		2.1.2 城乡医师日均担负入院人数
	2.2 妇幼保健	2.2.1 住院分娩率
		2.2.2 产后访视率
		2.2.3 孕产妇系统管理率
3. 受益	3.1 死亡评价	3.1.1 孕产妇死亡率
		3.1.2 婴儿死亡率
		3.1.3 城乡 5 岁以下儿童死亡率
	3.2 非死亡评价	3.2.1 城乡人均预期寿命
		3.2.2 城乡低出生体重发生率
		3.2.3 城乡医院治愈率

（二）评估指标体系的修正

1. 研究方法

本书主要采用德尔菲法确定评估指标体系。德尔菲法又被称作专家咨询法，主要采取不记名方式征询意见，即受询专家在接受征询过程中相互间不发生联系，通过填写问卷方式独立完成调查，研究人员在每次问询结束以后，会将每次的问询结果进行汇总整理后反馈给受询专家，并由专家提出新的修改意见，经过多次问询最终达成统一意见的过程。总体来说，德尔菲法在解决非结构化问题过程中能够发挥良好的效果，可有效降低研究者偏见和提高研究的科学程度，是一种可用于解决较复杂任务的技术方法。德尔菲法最早于 20 世纪 40 年代首创，后经美国兰德公司推广在科学研究与民主决策等领域得到广泛运用。德尔菲法的基本特点包括两个方面：一是德尔菲法具有匿名性。在调查过程中受询专家独立接受调查，这种方式有利于专家发表自己的观点，不盲从于权威意见，故其可信程度较大；二是德尔菲法具有易用性。受询专家通常是凭借其丰富的专业知识作出判断，故该方法简单易用，适用范围很广。但是德尔菲法也有一定的缺陷，主要表现在其结论主要依赖于受询专家意见，因此受询专家专业水平及其对调查的重视程度会对评估指标体系的构建产生极大影响。

本次评估指标体系的确定总共进行了一轮专家咨询，通过专家的问卷调查对具体指标的设置、指标的重要程度、数据收集可得性等方面进行了定性评价，问卷中还设计了开放性问题以明确专家意见。参与问询的专家为10名，受询专家在基本医疗卫生服务相关领域有较高的理论水平和丰富的临床、教学实践经验，表4-2列示了参与问询专家的基本情况。问询过程中，研究人员把包括经过初筛后评估指标体系的问询表格（见附录A）发给受询专家，问卷在发放后10天内收回，并根据专家的打分和提出的建议对评价指标体系进行修改，形成城乡基本医疗卫生服务均等化水平评估指标体系。

表4-2 受询专家概况

受询专家基本情况		人数	百分比例
工作年限	10年以下	2	20%
	10年至20年	4	40%
	20年以上	4	40%
职称结构	初级职称	1	10%
	中级职称	3	30%
	高级职称	6	60%
学历结构	专科	0	0%
	本科	3	30%
	研究生及以上	7	70%
主要工作领域	临床医学	4	40%
	行政管理	2	20%
	科研教学	2	20%
	其他	2	20%

2. 专家问询结果

本次问询总共寄出10份，反馈份数为10份，反馈率为100%，表明本次问询得到了专家的支持。经过问询调查①，专家详细的重要程度与可操作性打分计算结果如表4－3所示。

表4－3　专家问询结果（重要程度与可操作性评分计算结果）

具体指标	重要程度评分		可操作性	
	平均值	变异系数	平均值	变异系数
1. 投入	4.88	0.07	4.48	0.02
2. 产出	4.81	0.06	4.28	0.03
3. 受益	4.75	0.01	4.58	0.01
1.1 筹资过程	4.92	0.07	4.59	0.04
1.2 资源配置	4.63	0.15	4.97	0.17
2.1 资源产出情况	4.23	0.06	4.35	0.23
2.2 妇幼保健	3.93	0.23	2.25	0.21
3.1 死亡评价	4.45	0.02	4.58	0.13
3.2 非死亡评价	4.35	0.07	4.75	0.07
1.1.1 城乡卫生总费用	4.75	0.07	4.63	0.16
1.1.2 人均卫生费用	4.65	0.06	4.81	0.02
1.1.3 城乡居民医疗保健支出	4.56	0.16	4.33	0.07
1.2.1 城乡每千人口卫生技术人数	4.68	0.02	4.56	0.06
1.2.2 城乡每千人口注册护士数	4.48	0.03	4.78	0.16
1.2.3 城乡每千人口执业医师数	4.78	0.01	4.75	0.02
1.2.4 城乡每千人口医疗机构数	4.38	0.04	4.81	0.06
1.2.5 城乡每千人口医疗机构床位数	4.58	0.07	4.75	0.01
1.2.6 城乡人均妇幼保健机构卫生技术人员数	4.44	0.17	3.21	0.07
2.1.1 城乡医师日均担负诊治人数	4.23	0.15	4.63	0.08
2.1.2 城乡医师日均担负入院人数	4.65	0.12	4.02	0.04
2.2.1 住院分娩率	4.23	0.31	3.35	0.23
2.2.2 产后访视率	4.08	0.16	3.21	0.17
2.2.3 孕产妇系统管理率	4.33	0.51	3.12	0.15
3.1.1 孕产妇死亡率	4.56	0.12	4.75	0.12

　　① 满分为5分，分值越高表示重要程度越高、可操作性越强；分值越低表示重要程度越低、可操作性越弱。

续表

具体指标	重要程度评分		可操作性	
	平均值	变异系数	平均值	变异系数
3.1.2 婴儿死亡率	4.78	0.13	4.92	0.15
3.1.3 城乡 5 岁以下儿童死亡率	4.75	0.07	4.63	0.12
3.2.1 城乡人均预期寿命	4.72	0.03	4.07	0.14
3.2.2 城乡低出生体重发生率	4.01	0.04	2.35	0.16
3.2.3 城乡医院治愈率	3.85	0.07	2.10	0.04

3. 评估指标体系的确定

通过首次调查问询和与相关专家商谈，再结合受测专家的评分结果和其他影响因素，对城乡基本医疗卫生服务的评估指标体系进行了一定的调整，进而形成了修正后的评估指标体系（见表4-4），主要修改内容如下。

表 4-4　　城乡基本医疗卫生服务均等化水平评估指标体系（修正）

一级指标	二级指标	三级指标
1. 投入	1.1 筹资过程	1.1.1 城乡卫生总费用
		1.1.2 城乡人均卫生费用
		1.1.3 城乡居民医疗保健支出
		1.1.4 城乡医疗救助支出
	1.2 人力资源配置	1.2.1 城乡每千人口卫生技术人数
		1.2.2 城乡每千人口注册护士数
		1.2.3 城乡每千人口执业医师数
	1.3 物力资源配置	1.3.1 城乡每千人口医疗机构数
		1.3.2 城乡每千人口医疗机构床位数
		1.3.3 城乡卫生机构万元以上设备台数
2. 产出	2.1 人力资源产出情况	2.1.1 城乡医师日均担负诊治人数
		2.1.2 城乡医师日均担负入院人数
	2.2 物力资源产出情况	2.2.1 城乡病床使用率
		2.2.2 城乡平均住院日

续表

一级指标	二级指标	三级指标
3. 受益	3.1 死亡评价	3.1.1 城乡孕产妇死亡率
		3.1.2 城乡婴儿死亡率
		3.1.3 城乡 5 岁以下儿童死亡率
		3.1.4 城乡新生儿死亡率
	3.2 非死亡评价	3.2.1 城乡人均预期寿命

新增加的指标：新增三级指标城乡医疗救助支出、城乡新生儿死亡率、城乡病床使用率、城乡平均住院日、城乡卫生机构万元以上设备台数。

修改指标：二级指标资源配置分解为人力资源配置和物力资源配置；二级指标资源产出情况分解为人力资源产出情况和物力资源产出情况。

删除指标：删除二级指标妇幼保健；删除三级指标住院分娩率、产后访视率、孕产妇系统管理率、城乡人均妇幼保健机构卫生技术人员数、城乡低出生体重发生率以及城乡医院治愈率。

（1）投入阶段均等化评估指标体系。投入阶段均等化评估指标体系包括"筹资过程"、"人力资源配置"、"物力资源配置"3 个二级指标。"筹资过程"主要通过"城乡卫生总费用"、"城乡人均卫生费用"、"城乡居民医疗保健支出"、"城乡医疗救助支出"来进行度量。其中，卫生总费用表示一定时期内，一国投向基本卫生服务领域的货币总额。人均卫生费用表示卫生总费用与平均人口之比。居民医疗保健支出表示城乡居民人均用于医疗和保健的药品、器械和服务费用总和。医疗救助支出表示每年民政部门用于城市居民和农民的医疗补助支出。"人力资源配置"主要用"城乡每千人口卫生技术人数"、"城乡每千人口注册护士数"、"城乡每千人口执业医师数"来表示。其中，每千人口卫生技术人数的计算公式为：卫生技术人数／人口数 ×1000。每千人口注册护士数的计算公式为：注册护士数／人口数 ×1000。每千人口执业医师数的计算公式为：

执业医师数/人口数×1000。"物力资源配置"主要通过"城乡每千人口医疗机构数"、"城乡卫生机构万元以上设备台数"、"城乡每千人口医疗机构床位数"3个三级指标进行考察。每千人口医疗机构数的计算公式为：医疗机构数/人口数×1000。每千人口医疗机构床位数的计算公式为：医疗机构床位数/人口数×1000。卫生机构万元以上设备台数表示年内卫生机构所拥有的万元以上设备台数。

（2）产出阶段均等化评估指标体系。产出阶段均等化评估指标体系包括"人力资源产出情况"和"物力资源产出情况"2个二级指标。"人力资源产出情况"主要通过"城乡医师日均担负诊治人数"、"城乡医师日均担负入院人数"来进行考察。其中，医师日均担负诊治人数计算公式为：诊治人次数/平均医师数/251。医师日均担负入院人数计算公式为：入院人次数/平均医师数/251。"物力资源产出情况"主要通过"城乡病床使用率"和"城乡平均住院日"2个三级指标进行度量。其中，病床使用率计算公式为：实际占用总床日数/实际开放总床日×100%。平均住院日计算公式为：出院者占用总床日数/出院人数×100%。

（3）受益阶段均等化评估指标体系。受益阶段均等化评估指标体系包括"死亡评价"和"非死亡评价"2个二级指标。"非死亡评价"主要包括"城乡人均预期寿命"1个三级指标，人均预期寿命主要指的是相同时期出生的人平均生存的时间长度。"死亡评价"包括"城乡新生儿死亡率"、"城乡婴儿死亡率"、"城乡孕产妇死亡率"、"城乡5岁以下儿童死亡率"4个三级指标。孕产妇死亡率表示年度内每十万孕产妇的死亡数字，婴儿死亡率计算公式为：年内婴儿死亡数/活产数。5岁以下儿童死亡率的计算公式为：年内5岁以下儿童死亡数/活产数，新生儿死亡率的计算公式为：年内新生儿死亡数/活产数。

三　均等化评估指标体系权重的确定

城乡基本医疗卫生服务均等化评估指标体系是由多种不同指标所组成的统一整体，所涵盖的每个具体指标在评估体系中的重要程度是有很大区别的，因此应当给每个具体指标赋予不同的权重大小。所谓的权重主要反映的是各项不同指标在城乡基本医疗卫生服务均等化水平评估指标体系当中的重要程度。权重的确定关系到整个评估工作质量，通过合理确定指标权重，能够保证评估结果的科学性与客观性，能够达到客观评价基本医疗卫生服务水平的目的。

（一）研究方法

现有研究关于评估指标体系权重赋值方法主要有：一是研究者根据自身专业知识确定指标权重；二是研究小组经商讨决定指标权重；三是通过专家咨询由专家直接给出权重大小，然后求得权重平均数作为结果。上述三种方法比较简单，但是权重的计算比较随意，可能会导致研究结果的偏差。本书主要通过层次分析法和专家咨询法确定评估指标体系的权重。

1. 层次分析法及其赋权模型

层次分析法（AHP）是由美国运筹学家托马斯·萨迪于 20 世纪 70 年代提出，主要运用于较为复杂的系统分析和综合评价。该方法的基本思路是将一个复杂的研究对象划分为多个组成元素，并按照组成元素的内部关系构建递归层次结构，然后按照科学的方法将各层次组成要素的相对重要性进行量化，最后通过构造比较判断矩阵计算相对重要性系数。当相对重要性系数通过了一致性检验，那么特征向量的各元素即为所求权重大小。利用层次分析法确定指标权重包括以下计算步骤：

第一步：建立递归层次结构模型

递归层次结构模型主要反映了研究对象所包含的多个组成元素之间的相互关系。在此模型的构成中，第一层为目标层，反映了研究的主要目标；第二层为准则层，是对目标层的分解和具体化；在研究过程中，可根据需要在准则层之下作细分，设立多层子准则层；而层次结构模型的最底层是最终的方案层。

第二步：构造比较判断矩阵

本阶段的主要工作是将评估指标体系建成一个层次分析结构模型，并对每个元素进行重要性比较。假设结构模型有 n 个元素参与比较，则 $A = (a_{ij}) n \times n$ 是层次分析法中的判断矩阵。

表 4 - 5　　　　　　　　　　　　判断矩阵

A	A_1	A_2	...	A_n
A_1	a_{11}	a_{12}	...	a_{1n}
A_2	a_{21}	a_{22}	...	a_{2n}
...	...	...	...	...
A_n	a_{n1}	a_{n2}	...	a_{nn}

在确定权重 a 的大小时，Satty 等建议用 1—9 及其倒数作为标度，表 4 - 6 列出了梯度说明。

表 4 - 6　　　　　　　　　Satty 相对权重度量说明

判断尺度	定义	备注
1	表示两个要素相比，具有同样的重要性	表中各数的倒数表示否定意思。例如：$a_{ij} = W_i/W_j = 1/5$，表示 j 比 i 明显不重要
3	表示两个要素相比，一个要素比另一个要素稍微重要	
5	表示两个要素相比，一个要素比另一个要素明显重要	
7	表示两个要素相比，一个要素比另一个要素强烈重要	
9	表示两个要素相比，一个要素比另一个要素极端重要	
2，4，6，8	介于上述两个相邻判断尺度中间	

第三步：计算单指标权重

本书在计算单指标权重时主要采用方根法计算权重大小 W_i，下面是详细的计算公式：

（1）计算矩阵每一行元素的乘积 M_i。$M_i = \prod_{j=1}^{n} a_{ij}$，$i = 1，2，3，4，\cdots，n$

（2）将 M_i 开 n 次方。$\overline{W}_i = \sqrt[n]{M_i}$

（3）计算单指标权重 W_i。$W_i = \dfrac{\overline{W}_i}{\sum\limits_{j=1}^{n} \overline{W}_j}$，$j = 1，2，3，4，\cdots，n$。

第四步：单指标权重一致性检验

单指标权重一致性检验主要是依靠一致性指标 CI 来进行判断的，当一致性指标小于 0.1 时，表明该判断矩阵的一致性是可以接受的，否则就应当对判断矩阵做一定的修改。当判断矩阵为二阶时，可省略一致性检验。计算一致性指标过程如下：

首先，求一致性指标 CI：$CI = \dfrac{\lambda_{\max} - n}{n - 1}$，其中，$\lambda_{\max} = \dfrac{1}{n}\sum\limits_{i=1}^{n} \dfrac{(AW)_i}{W_i}$，$(AW)_i$ 表示向量 AW 的第 i 个元素。

其次，计算一致性比例 CR。$CR = CI/RI$

其中，CR 的分布如表 4 - 7 所示：

表 4 - 7　　　　　　　一致性比例 CR 分布

n	1	2	3	4	5	6	7	8	9	10
RI	0	0	0.58	0.90	1.12	1.24	1.24	1.32	1.41	1.49

当 CR 值不超过 0.1 时，意味着矩阵误差在可接受范围之内；当 CR 值超过 0.1 时，意味着矩阵误差超过可接受范围之内，需要修正矩阵。

第五步：计算组合权重系数

组合权重系数主要是通过将各单指标权重乘以上一个评价指标权重合成而得。一般来说，组合权重系数一致性检验可以省略。

2. 专家咨询法

本书所采取的是"专家咨询法"确定单指标权重，即针对结构复杂的评估指标体系，权重的确定以受询专家对相应指标的判断为基础，结合科学的定性和定量方法求得各指标权重。

（二）指标权重的确定过程

1. 确定递归层次结构模型

将城乡基本医疗卫生服务均等化问题分解成为 3 个一级指标、7 个二级指标和 19 个三级指标，建立递归层次模型，并构建城乡基本医疗卫生服务均等化水平评估模型。本步骤在前文已经完成。

2. 利用层次分析法和专家咨询法计算单层指标权重

为保证指标间进行重要程度比较的科学性与客观性，本书就单层指标权重的设定咨询了相关领域的专家。参与问询的专家为 10 名，与第一次参与问询的专家相同。问卷在发出后 5 天内收回，要求受询专家对指标权重进行打分，本次问询表格（见附录 A）总共寄出 10 份，反馈份数为 10 份，反馈率为 100%，表明本次问询得到了专家的支持。在具体计算单层指标权重过程中，根据参与问询的 10 名专家问询结果，可分别求得每位专家对各指标的单指标权重。经过计算，各位专家的单指标权重一致性比例 CR 均不超过 0.1，都通过了单指标权重一致性检验。下面以其中一名专家的指标判断矩阵为例，解释单指标权重计算过程。

表 4-8　　　　　　　　　三个一级指标判断矩阵

	1. 投入	2. 产出	3. 受益
1. 投入	1	7	5
2. 产出	1/7	1	1/3
3. 受益	1/5	3	1

经过计算可得：

$$W = (0.7306, 0.0810, 0.1884)'; \quad \lambda_{max} = 3.0649; \quad CI = \frac{\lambda_{max} - n}{n-1} =$$

$$\frac{3.0649 - 3}{3 - 1} = 0.0324$$

因为判断矩阵的阶数为 3，$RI = 0.58$，$CR = \frac{CI}{RI} = 0.0324/0.58 = 0.05586 < 0.1$，通过了一致性检验。故 $W = (0.7306, 0.0810, 0.1884)'$ 是该层次指标权重。

表 4-9　　　　　　　投入类指标下三个二级指标判断矩阵

	1.1 筹资过程	1.2 人力资源配置	1.3 物力资源配置
1.1 筹资过程	1	1/5	1
1.2 人力资源配置	5	1	5
1.3 物力资源配置	1	1/5	1

经过计算可得：

$$W = (0.1429, 0.7142, 0.1429)'; \lambda_{max} = 3.00; CI = \frac{\lambda_{max} - n}{n - 1} = \frac{3.00 - 3}{3 - 1} = 0$$

因为判断矩阵的阶数为 3，$RI = 0.58$，故 $CR = \frac{CI}{RI} = 0/0.58 = 0 < 0.1$，通过了一致性检验。$W = (0.1429, 0.7142, 0.1429)'$ 是该层次指标权重。

表 4 – 10　　　　　产出类指标两个二级指标判断矩阵

	2.1 人力资源产出情况	2.2 物力资源产出情况
2.1 人力资源产出情况	1	1/3
2.2 物力资源产出情况	3	1

$W = (0.25, 0.75)'$，由于此时判断矩阵为二阶，不用进行一致性检验。

表 4 – 11　　　　　受益类指标两个二级指标判断矩阵

	3.1 死亡评价	3.2 非死亡评价
3.1 死亡评价	1	3
3.2 非死亡评价	1/3	1

$W = (0.75, 0.25)'$，由于此时判断矩阵为二阶，不用进行一致性检验。

表 4 – 12　　　　　筹资过程类指标四个三级指标判断矩阵

	1.1.1 城乡卫生总费用	1.1.2 城乡人均卫生费用	1.1.3 城乡居民医疗保健支出	1.1.4 城乡医疗救助支出
1.1.1 城乡卫生总费用	1	3	3	3
1.1.2 城乡人均卫生费用	1/3	1	1/2	3
1.1.3 城乡居民医疗保健支出	1/3	2	1	3
1.1.4 城乡医疗救助支出	1/3	1/3	1/3	1

经过计算可得：

$W = （0.4801，0.1771，0.2504，0.0924）'$；$\lambda_{max} = 4.2148$；

$CI = \dfrac{\lambda_{max} - n}{n - 1} = \dfrac{4.2148 - 4}{4 - 1} = 0.0716$

因为判断矩阵的阶数为 4，$RI = 0.90$，$CR = \dfrac{CI}{RI} = 0.0716/0.90 = 0.07955 < 0.1$，通过了一致性检验。故 $W = （0.4801，0.1771，0.2504，0.0924）'$是该层次指标权重。

表 4 – 13　　　人力资源配置类指标三个三级指标判断矩阵

	1.2.1 城乡每千人口卫生技术人数	1.2.2 城乡每千人口注册护士数	1.2.3 城乡每千人口执业医师数
1.2.1 城乡每千人口卫生技术人数	1	3	1
1.2.2 城乡每千人口注册护士数	1/3	1	1/3
1.2.3 城乡每千人口执业医师数	1	3	1

经过计算可得：

$W = (0.4286，0.1428，0.4286)'$；$\lambda_{max} = 3.00$；$CI = \dfrac{\lambda_{max} - n}{n - 1} = $

$\dfrac{3.00 - 3}{3 - 1} = 0$

因为判断矩阵的阶数为 3，$RI = 0.58$，$CR = \dfrac{CI}{RI} = 0/0.58 = 0 < 0.1$，通过了一致性检验。故 $W = (0.4286，0.1428，0.4286)'$是该层次指标权重。

表 4 - 14　　　　物力资源配置类指标三个三级指标判断矩阵

	1.3.1 城乡每千人口医疗机构数	1.3.2 城乡每千人口医疗机构床位数	1.3.3 城乡卫生机构万元以上设备台数
1.3.1 城乡每千人口医疗机构数	1	1/5	3
1.3.2 城乡每千人口医疗机构床位数	5	1	9
1.3.3 城乡卫生机构万元以上设备台数	1/3	1/9	1

经过计算可得：

$W = (0.1782, 0.7514, 0.0704)'$；$\lambda_{max} = 3.03$；$CI = \dfrac{\lambda_{max} - n}{n - 1} =$

$\dfrac{3.03 - 3}{3 - 1} = 0.015$

因为判断矩阵的阶数为 3，$RI = 0.58$，故 $CR = \dfrac{CI}{RI} = 0.015 / 0.58 =$

$0.02586 < 0.1$，通过了一致性检验。$W = (0.1782, 0.7514,$

$0.0704)'$ 是该层次指标权重。

表 4 - 15　　　人力资源产出情况类指标两个三级指标判断矩阵

	2.1.1 城乡医师日均担负诊治人数	2.1.2 城乡医师日均担负入院人数
2.1.1 城乡医师日均担负诊治人数	1	1/3
2.1.2 城乡医师日均担负入院人数	3	1

$W = (0.25, 0.75)'$，由于此时判断矩阵为二阶，不用进行一致性检验。

表 4 – 16   物力资源产出情况类指标两个三级指标判断矩阵

	2.2.1 城乡病床使用率	2.2.2 城乡平均住院日
2.2.1 城乡病床使用率	1	1
2.2.2 城乡平均住院日	1	1

$W = (0.5, 0.5)'$，由于此时判断矩阵为二阶，不用进行一致性检验。

经过计算可得：

$W = (0.3950, 0.1316, 0.1733, 0.3001)'$；$\lambda_{max} = 4.15$；$CI =$

$$\frac{\lambda_{max} - n}{n - 1} = \frac{4.15 - 4}{4 - 1} = 0.05$$

表 4 – 17   死亡评价类指标四个三级指标判断矩阵

	3.1.1 城乡孕产妇死亡率	3.1.2 城乡婴儿死亡率	3.1.3 城乡 5 岁以下儿童死亡率	3.1.4 城乡新生儿死亡率
3.1.1 城乡孕产妇死亡率	1	3	3	1
3.1.2 城乡婴儿死亡率	1/3	1	1	1/3
3.1.3 城乡 5 岁以下儿童死亡率	1/3	1	1	1
3.1.4 城乡新生儿死亡率	1	3	1	1

因为判断矩阵的阶数为 4，$RI = 0.90$，$CR = \frac{CI}{RI} = 0.05/0.90 = 0.05555 < 0.1$，通过了一致性检验。故 $W = (0.3950, 0.1316, 0.1733, 0.3001)'$是该层次指标权重。

3. 复合指标权重计算

将 10 名专家赋值的单指标权重 W_i 作算术平均，可得到城乡基本医疗卫生服务均等化水平评估单指标权重，在此基础之上可得到指标组合权重（见表 4 – 18）。

表 4 - 18 城乡基本医疗卫生服务均等化水平评估

指标权重及组合权重

一级指标 A	W_A	二级指标 B	W_B	三级指标 C	W_C	三级指标组合权重
1. 投入 A1	0.441	1.1 筹资过程 B1	0.372	1.1.1 城乡卫生总费用 C1	0.31	0.051
				1.1.2 城乡人均卫生费用 C2	0.22	0.036
				1.1.3 城乡居民医疗保健支出 C3	0.27	0.044
				1.1.4 城乡医疗救助支出 C4	0.2	0.033
		1.2 人力资源配置 B2	0.350	1.2.1 城乡每千人口卫生技术人数 C5	0.4	0.062
				1.2.2 城乡每千人口注册护士数 C6	0.32	0.049
				1.2.3 城乡每千人口执业医师数 C7	0.28	0.043
		1.3 物力资源配置 B3	0.278	1.3.1 城乡每千人口医疗机构数 C8	0.42	0.051
				1.3.2 城乡每千人口医疗机构床位数 C9	0.25	0.031
				1.3.3 城乡卫生机构万元以上设备台数 C10	0.33	0.040
2. 产出 A2	0.215	2.1 人力资源产出情况 B4	0.523	2.1.1 城乡医师日均担负诊治人数 C11	0.4	0.045
				2.1.2 城乡医师日均担负入院人数 C12	0.6	0.067
		2.2 物力资源产出情况 B5	0.477	2.2.1 城乡病床使用率 C13	0.55	0.056
				2.2.2 城乡平均住院日 C14	0.45	0.046
3. 受益 A3	0.344	3.1 死亡评价 B6	0.75	3.1.1 城乡孕产妇死亡率 C15	0.30	0.077
				3.1.2 城乡婴儿死亡率 C16	0.21	0.054
				3.1.3 城乡 5 岁以下儿童死亡率 C17	0.23	0.059
				3.1.4 城乡新生儿死亡率 C18	0.26	0.067
		3.2 非死亡评价 B7	0.25	3.2.1 城乡人均预期寿命 C19	1.0	0.086

第二节　城乡基本医疗卫生服务均等化水平的实证分析

一　数据来源及评价方法说明

实证研究首先要进行原始数据的收集，本书数据来源主要是通过历年《中国财政统计年鉴》、《中国统计年鉴》、《中国卫生统计年鉴》以及相关职能部门所收集数据整理而得。经整理后可得相关指标原始指标值（见表4－19）和均等化指标值（见表4－20）。其中，均等化指标值＝农村相关指标原始数据值÷城市相关指标原始数据值，本书主要将指标体系里面的各个指标看作基础指标，并利用这些基础指标对城乡基本医疗卫生服务均等化现状进行了分析评价。在这里要说明的是，本书主要目的是比较城乡基本医疗卫生服务总体水平的差异，所选取指标属于效益型指标，包括两种数据类型：一种是正向指标即该指标数值越大越好；另一种是逆向指标即该项指标数值越小越好。在具体计算过程中，为保证数据统一性，将逆向指标采用取指标倒数的方法加以处理。

二　评价结果

在确定了单指标权重及各指标复合权重之后，可对二级指标和三级指标的值进行逐级计算。二级指标值由三级指标值与对应的权重的乘积加总得出，同样方法可以得到一级指标值。计算的公式是：$GI = \sum C_i \times W_i$，即将均等化指标值乘以相应权重系数，经过计算以后求和可得城乡基本医疗卫生服务均等化水平。通过上述计算过程，可以得到2003—2012年我国城乡基本医疗卫生服务均等化水平评估结果（见表4－21）。均等化水平在0—1，取值越小，城乡基本医疗卫生服务均等化水平越低；取值越大，城乡基本医疗卫生服务均等化水平越高。此外，取值与1之间的差距也可以用来说明城乡之间的非均等化程度。

表4－19　2003—2012年城乡基本医疗卫生服务均等化相关指标原始数据值

	年份	Z1	Z2	Z3	Z4[a]	Z5	Z6	Z7	Z8[b]	Z9	Z10[c]	Z11[d]	Z12[e]	Z13[f]	Z14[g]	Z15	Z16	Z17	Z18	Z19[h]
城市	2003	4150.32	1108.9	476	22200.0	4.88	1.59	2.13	4.72	2.49	1213857	5.0	0.85	70.9	10.1	27.6	11.3	14.8	8.9	78.24
	2004	4939.21	1261.9	528.2	25700.0	4.99	1.63	2.18	4.71	2.56	1167750	4.9	0.93	74.5	9.9	26.1	10.1	12.0	8.4	78.73
	2005	6305.57	1126.4	600.9	32000.0	5.82	2.10	2.46	4.59	2.62	1487072	5.3	1.00	76.9	9.9	25.0	9.1	10.7	7.5	79.22
	2006	7174.73	1248.3	620.5	81240.9	6.09	2.22	2.56	4.61	2.70	1649508	5.5	1.06	79.4	9.9	24.8	8.0	9.6	6.8	79.72
	2007	8968.70	1516.3	699.1	144379.2	6.44	2.42	2.61	4.26	2.83	1792757	6.0	1.22	85.6	9.8	25.2	7.7	9.0	5.5	80.22
	2008	11251.90	1862.3	786.2	297000.0	6.68	2.54	2.68	3.83	3.05	2022443	6.5	1.34	89.8	9.9	29.2	6.5	7.9	5.0	80.72
	2009	13535.61	2176.6	856.4	412043.1	7.15	2.82	2.83	3.80	3.31	2278950	6.7	1.45	93.2	9.7	26.6	6.2	7.6	4.5	81.23
	2010	15508.62	2315.5	871.8	495203.0	7.62	3.09	2.97	3.74	3.58	2549723	6.8	1.57	95	9.7	29.7	5.8	7.3	4.1	81.74
	2011	18571.87	2697.5	969.0	676408.4	6.68	2.62	2.62	3.68	3.84	2887176	7.2	1.74	96.7	9.6	25.2	5.8	7.1	4.0	82.25
	2012	21065.69	2969.0	1063.7	708801.6	8.54	3.65	3.19	3.65	4.24	3276640	7.6	1.94	98.4	9.3	22.2	5.2	5.9	3.9	82.34
农村	2003	2433.78	274.7	115.7	39600.0	2.26	0.50	1.04	7.28	0.76	172024	3.17	0.07	36.2	4.2	65.4	28.7	33.4	20.0	72.20
	2004	2651.08	301.6	130.6	45800.0	2.24	0.50	1.04	7.84	0.76	151843	3.07	0.07	37.1	4.4	63	24.5	28.5	17.3	72.71
	2005	2354.34	315.8	168.1	57000.0	2.69	0.65	1.26	8.37	0.78	168569	2.95	0.07	37.7	4.6	53.8	21.6	25.7	14.7	73.23
	2006	2668.61	361.9	191.5	114198.1	2.70	0.66	1.26	8.87	0.80	172242	2.92	0.08	39.4	4.6	45.5	19.7	23.6	13.4	73.75
	2007	2605.27	358.1	210.2	280508.0	2.69	0.70	1.23	9.14	0.85	193136	3.25	0.11	48.4	4.8	41.2	18.6	21.8	12.8	74.27

续表

	年份	Z1	Z2	Z3	Z4ᵃ	Z5	Z6	Z7	Z8ᵇ	Z9	Z10ᶜ	Z11ᵈ	Z12ᵉ	Z13ᶠ	Z14ᵍ	Z15	Z16	Z17	Z18	Z19ʰ
农村	2008	3280.50	454.8	246.0	383000.0	2.80	0.76	1.26	9.26	0.96	218373	3.51	0.14	55.8	4.4	36.1	18.4	22.7	12.3	74.80
	2009	4006.31	562.0	287.5	646245.8	2.94	0.81	1.31	9.74	1.05	249846	3.32	0.14	60.7	4.8	34	17.0	21.1	10.8	75.33
	2010	4471.77	666.3	326.0	834810.0	3.04	0.89	1.32	10.23	1.12	274722	3.19	0.13	59	5.2	30.1	16.1	20.1	10.0	75.86
	2011	5774.04	879.4	436.8	1199610.6	2.66	0.79	1.10	10.66	1.16	289181	3.06	0.12	58.1	5.6	26.5	14.7	19.1	9.4	76.40
	2012	6781.15	1055.9	513.8	1329104.8	3.41	1.09	1.40	10.75	1.24	310295	3.52	0.14	62.1	5.7	25.6	12.4	16.2	8.1	76.62

注：a. 其中，农村每千人口医疗机构数 =（乡镇卫生院数 + 村卫生室）/ 农业人口 ×1000；城市每千人口医疗机构数 =（全国医疗机构数 - 乡镇卫生院数 - 村卫生室）/ 城市人口 ×1000。

b. 其中，2005—2012 年数据来源于历年《中国卫生统计年鉴》。2003—2004 年数据来源于笔者估算。

c. 其中，农村卫生机构万元以上设备台数用乡镇卫生院所拥有万元以上设备数表示；城市万元以上设备台数 = 全国卫生机构万元以上设备数 - 乡镇卫生院所拥有万元以上设备台数。

d. 为保证数据可得性，用医院相关数据替代城市数据；用乡镇卫生院数据替代农村数据。

e. 为保证数据可得性，用医院相关数据替代城市数据；用乡镇卫生院数据替代农村数据。

f. 为保证数据可得性，用医院相关数据替代城市数据；用乡镇卫生院数据替代农村数据。

g. 其中，全国医师日均负担诊治人数为笔者推算而得。其中，乡镇卫生院，全国医师日均负担诊治人数和乡镇卫生院日均担负诊治人数均为笔者推算而得。

h. 主要根据杨翼（2013）所提出方法推算而得。

表 4－20　2003—2012 年城乡基本医疗卫生服务均等化指标值

年份	C1	C2	C3	C4	C5	C6	C7	C8	C9	C10	C11	C12	C13	C14	C15	C16	C17	C18	C19
2003	0.5864	0.2477	0.2431	1.7838	0.4631	0.3145	0.4883	1.5424	0.3052	0.1417	0.6340	0.0824	0.5106	0.4158	0.4220	0.3937	0.4431	0.4450	0.9228
2004	0.5367	0.2390	0.2473	1.7821	0.4489	0.3067	0.4771	1.6645	0.2969	0.1300	0.6265	0.0753	0.4980	0.4444	0.4143	0.4122	0.4211	0.4855	0.9235
2005	0.3734	0.2804	0.2797	1.7813	0.4622	0.3095	0.5122	1.8235	0.2977	0.1134	0.5566	0.0700	0.4902	0.4646	0.4647	0.4213	0.4163	0.5102	0.9244
2006	0.3719	0.2899	0.3086	1.4057	0.4433	0.2973	0.4922	1.9241	0.2963	0.1044	0.5309	0.0755	0.4962	0.4646	0.5451	0.4061	0.4068	0.5075	0.9251
2007	0.2905	0.2362	0.3007	1.9429	0.4177	0.2893	0.4713	2.1455	0.3004	0.1077	0.5417	0.0902	0.5654	0.4898	0.6117	0.4140	0.4128	0.4297	0.9258
2008	0.2916	0.2442	0.3129	1.2896	0.4192	0.2992	0.4701	2.4178	0.3148	0.1080	0.5400	0.1045	0.6214	0.4444	0.8089	0.3533	0.3480	0.4065	0.9267
2009	0.2960	0.2582	0.3357	1.5684	0.4112	0.2872	0.4629	2.5632	0.3172	0.1096	0.4955	0.0966	0.6513	0.4948	0.7824	0.3647	0.3602	0.4167	0.9274
2010	0.2883	0.2878	0.3739	1.6858	0.3990	0.2880	0.4444	2.7353	0.3128	0.1077	0.4691	0.0828	0.6211	0.5361	0.9867	0.3602	0.3632	0.4100	0.9281
2011	0.3109	0.3260	0.4508	1.7735	0.3982	0.3015	0.4198	2.8967	0.3021	0.1002	0.4250	0.0690	0.6008	0.5833	0.9509	0.3946	0.3717	0.4255	0.9289
2012	0.3219	0.3556	0.4830	1.8751	0.3993	0.2986	0.4389	2.9452	0.2925	0.0947	0.4632	0.0722	0.6311	0.6129	0.8672	0.4194	0.3642	0.4815	0.9305

注：在具体计算过程中，均等化指标值＝农村相关指标原始数据值÷城市相关指标原始数据值。此外，为保证数据统一性，将 C15、C16、C17、C18 四个逆向指标的均等化指标标值采用取指标标原始指标倒数的方法加以处理。

　　此外，本书还采用克朗巴哈系数 α 来考察计算结果的信度检验，克朗巴哈系数的大小在 0—1。本书参考赵红（2012）等人所提出的划分标准，当 α 在 0.8 到 1 之间，表明指标具有很高的信度；当 α 在 0.6 到 0.8 之间，表明指标的信度较高；当 α 低于 0.6 时，表明指标的信度很低，没有通过检验。利用 SPSS 软件，可计算求得本书的评价体系指标的 α 值大小为 0.678，这表明本书所采用的均等化评价体系具有较高的信度。

表 4 - 21　2003—2012 年我国城乡基本医疗卫生服务均等化水平评估结果

年份	综合得分	投入阶段得分	产出阶段得分	受益阶段得分
2003	0.538	0.604	0.382	0.551
2004	0.541	0.607	0.381	0.556
2005	0.548	0.617	0.367	0.573
2006	0.544	0.597	0.365	0.587
2007	0.571	0.642	0.395	0.589
2008	0.574	0.629	0.404	0.609
2009	0.592	0.667	0.411	0.609
2010	0.619	0.698	0.402	0.653
2011	0.634	0.734	0.393	0.655
2012	0.646	0.754	0.417	0.651

三　结果分析

　　从我国城乡基本医疗卫生服务均等化水平综合得分来看，我国城乡基本医疗卫生服务均等化水平改善程度不高，2012 年的城乡基本医疗卫生均等化水平为 0.646，比 2003 年的均等化水平提高了 0.108。说明虽然我国近年来医改取得了一定成效，政府、个人和社会组织都在不断加大医疗卫生支出，医疗卫生领域运行效率在不断提高，城乡基本医疗卫生服务均等化水平有了一定程度的改善，但是仍旧未达到城乡均衡发展的理想状态。

　　从我国城乡基本医疗卫生服务均等化分阶段得分来看，首先，我国城乡基本医疗卫生投入阶段均等化水平有一定改善。2003 年投入阶段均等化水平为 0.604，2012 年为 0.754，这反映出虽然我国社会各界对农村基本医疗卫生服务水平的重视程度在提高，近年来加大对农村卫生领域物力资源和人力资源的投入，投入阶段均等化水平的提高对我国基本医疗卫生服务均等化总体水平的提高起到了很重要的作用。但是农村医疗资源配置落后的状况改善有限，城市居民拥有更优质的医疗卫生资源，而很多农民则处于缺医少药的境地，为了缩小城乡差距，必须进一步加大对农村基本医疗卫生服务领域的投入。其次，我国城乡基本医疗卫生产出阶段均等化水平改善程度很小。2003 年产出阶段均等化水平为 0.382，2006 年降至 0.365，2012 年缓慢上升至 0.417，与 2003 年相比仅仅提高 0.035，这说明我国基本医疗卫生服务产出阶段均等化水平仍旧很低，我国基本医疗卫生领域效率的提高主要来源于城市，农村基本医疗卫生服务使用效率低下，无法满足农民对基本医疗卫生服务日益增长的需求，农村基本医疗卫生服务产出阶段水平则有待提高。最后，我国城乡基本医疗卫生受益阶段也有一定程度的改善。2003 年受益阶段均等化水平为 0.551，2011 年达到十年来最高水平 0.655，反映出我国受益阶段均等化水平已经取得了不错的成效，农村健康状况有了一定程度的改善。

　　总体来说，尽管近年来国家注重推进基本医疗卫生服务的发展，逐步深化医疗卫生体制改革，努力缩小城乡基本医疗卫生服务的差距，但是我国城乡基本医疗卫生服务均等化水平仍然不高，这表明城乡基本医疗卫生服务均等化还未得到高度重视，今后医疗卫生工作的重点还应放在缩小城乡基本医疗卫生服务的差距上。政府只有不断加大医疗卫生财力投入和扩大医疗卫生覆盖率，并在医疗卫生服务过程中提高医疗卫生资源使用效率，缩小城乡差距，促进城乡居民医疗卫生消费，才能最终实现城乡基本医疗卫生服务受益均等化。

第三节　我国城乡基本医疗卫生服务
非均等化的基本表征

根据城乡基本医疗卫生服务均等化的内涵，本节主要从投入、产出和受益三个阶段对非均等化的基本表征进行分析。

一　投入阶段

投入阶段均等化水平主要考察的是城乡居民获得医疗卫生资源的机会大小。本书主要从筹资过程、人力资源配置状况、物力资源配置状况三个方面进行分析。

（一）我国城乡卫生筹资过程对比分析

1. 从卫生总费用来看

卫生总费用主要反映的是一段时间内全国范围内投入医疗卫生领域资金的总和，包含了用于医护人员、医疗设备及其他方面的所有卫生支出，是衡量卫生总投入大小的指标。从表 4－22 我们可以清晰地看到，中国每年的卫生总费用占 GDP 的比重几乎维持在 4.5%—5%，无法满足城乡居民对医疗卫生服务的强烈需求。此外，卫生总费用在城乡间的分布也极为不均衡，2003 年至 2012 年城市卫生总费用从 4150.32 亿元上升至 21065.69 亿元，增长近 4 倍，同期城市卫生总费用占全国卫生总费用的比重也从 63% 提高到 75.6%，最高的是 2007 年，达到了 77.5%；而 2003 年至 2012 年农村卫生总费用从 2433.78 亿元上升至 6781.15 亿元，增长约 1.8 倍，但同时期农村卫生总费用占全国卫生总费用的比重也从 37% 下降至 24.4%，以上数据说明在基本医疗卫生服务筹资阶段中，受到我国长期二元经济结构的影响，城市所获得的卫生资源高于农村。而从全国卫生总费用构成结构来看（见表 4－23），1975 年政府支出占全国卫生总费用的比重为 28%，社会支出占全国卫生总费用的比重为 55%，而个人仅负担 17%。但是在改革开放以后，政府支出占全国卫生总费用的比重在迅速下降，而个人负担全国卫生总费用则不断上升，2002 年政府支出与个人支出占全国卫生总费用的比重分别为 15.7% 和 57.7%。近年来，我国各级政府逐渐加大了卫生领域的财政资源投入，政府支出占全国卫生总费用的比重在不断上升。以 2012 年为例，政府支出与个人支出占全国卫生总费用的比重分别为 30% 和 34.4%。但是政府与社会所负担的比例仍旧偏低，而个人负担比例相对较大，加重了社会成员的负担。

表 4 – 22　　　　　　　　我国城乡卫生总费用比较

年份	全国卫生总费用		城市卫生总费用		农村卫生总费用	
	总额（亿元）	占 GDP 比重（%）	总额（亿元）	占全国卫生总费用比重（%）	总额（亿元）	占全国卫生总费用比重（%）
2003	6584.10	4.85	4150.32	63.0	2433.78	37.0
2004	7590.29	4.75	4939.21	65.1	2651.08	34.9
2005	8659.91	4.73	6305.57	72.8	2354.34	27.2
2006	9843.34	4.64	7174.73	72.9	2668.61	27.1
2007	11573.97	4.50	8968.70	77.5	2605.27	22.5
2008	14535.40	4.83	11251.90	77.4	3280.50	22.6
2009	17541.9	5.15	13535.61	77.2	4006.31	22.8
2010	19980.39	4.98	15508.62	77.6	4471.77	22.4
2011	24345.91	5.15	18571.87	76.3	5774.04	23.7
2012	27846.84	5.36	21065.69	75.6	6781.15	24.4

资料来源：2013 年《中国卫生和计划生育年鉴》。

表 4 – 23　　　　　　　　全国卫生总费用构成情况①

年份	政府支出占比（%）	社会支出占比（%）	个人支出占比（%）
1965	28.0	56.0	16.0
1975	28.0	55.0	17.0
1980	28.0	56.0	16.0

---

①　政府支出主要指的是政府通过预算的财政拨款；个人支出指的是个人用于基本医疗卫生服务的支出；社会支出指的是医疗机构支出以及企业提供的卫生产品。

年份	政府支出占比（%）	社会支出占比（%）	个人支出占比（%）
1985	23.0	47.0	29.0
1995	17.0	32.8	50.3
1998	15.8	28.3	55.9
2002	15.7	26.6	57.7
2003	17.0	29.3	53.6
2004	18.1	32.6	49.3
2005	17.9	29.9	52.2
2006	18.1	32.6	49.3
2007	22.3	33.6	44.1
2008	24.7	34.9	40.4
2009	27.5	35.1	37.5
2010	28.7	36.0	35.3
2011	30.7	34.6	34.8
2012	30.0	35.6	34.4

资料来源：2013 年《中国卫生和计划生育年鉴》。

2. 从人均卫生费用绝对值来看

如表 4 - 24 所示，2003 年至 2012 年，城市人均卫生费用从 1108.9 元上升至 2969.0 元，而农村人均卫生费用仅从 274.7 元增加至 1055.9 元。而城乡人均卫生费用支出的差距有逐渐缩小的趋势，2003 年城市人均卫生费用是农村人均卫生费用的 4.04 倍，2012 年城市人均卫生费用是农村人均卫生费用的 2.81 倍。

3. 从城乡居民人均保健支出对比分析来看

如表 4 - 25 所示，城乡居民人均保健支出的相对规模没有太大差距，2003 年城市居民与农民人均保健支出占消费性支出的比重分别为 7.31% 和 6.0%，2012 年的数据分别为 6.4% 和 8.7%。但是，城市居民与农民用于保健支出的绝对值却存在着较大的差异，2003 年城市居民与农民人均保健支出绝对值分别为 476 元和 115.7 元，而 2012 年城市居民与农民的人均保健支出绝对值分别增加至

1063.7 元和 513.8 元，城市居民人均保健支出是农民的 2 倍以上，城市居民的人均保健支出明显高于农民。综上所述，卫生总费用、人均卫生费用和人均保健支出三个指标可以直观地反映出我国农村医疗卫生财力配置匮乏的局面。虽然当前农民对基本医疗卫生服务的需求在不断增加，但是受到收入所限，很多低收入患者即使生大病也无法得到及时的救治，很多家庭因治疗疾病背负着沉重负担，甚至会陷入倾家荡产的悲惨境地。

表 4 - 24　　　　　　　　　城乡人均卫生费用比较

年份	全国人均卫生费用（元）	城市人均卫生费用（元）	农村人均卫生费用（元）	城市人均卫生费用/农村人均卫生费用
2003	509.5	1108.9	274.7	4.04
2004	583.9	1261.9	301.6	4.18
2005	662.3	1126.4	315.8	3.57
2006	748.8	1248.3	361.9	3.45
2007	876.0	1516.3	358.1	4.23
2008	1094.5	1862.3	454.8	4.09
2009	1314.3	2176.6	562.0	3.87
2010	1490.1	2315.5	666.3	3.48
2011	1807.0	2697.5	879.4	3.07
2012	2056.6	2969.0	1055.9	2.81

资料来源：2013 年《中国卫生和计划生育年鉴》。

表 4 - 25　　　　　　　　　城乡居民保健支出比较

年份	城市居民		农民		城市人均保健支出/农村人均保健支出
	人均保健支出（元）	人均保健支出占消费性支出（%）	人均保健支出（元）	人均保健支出占消费性支出（%）	
2003	476	7.31	115.7	6.00	4.11
2004	528.2	7.35	130.6	5.98	4.04
2005	600.9	7.57	168.1	6.48	3.57

年份	城市居民		农民		城市人均保健支出/农村人均保健支出
	人均保健支出（元）	人均保健支出占消费性支出（%）	人均保健支出（元）	人均保健支出占消费性支出（%）	
2006	620.5	7.13	191.5	6.77	3.24
2007	699.1	6.99	210.2	6.50	3.33
2008	786.2	7.00	246.0	6.72	3.20
2009	856.4	7.00	287.5	7.20	2.98
2010	871.8	6.50	326.0	7.40	2.67
2011	969.0	6.40	436.8	8.40	2.22
2012	1063.7	6.40	513.8	8.70	2.07

资料来源：2013 年《中国卫生和计划生育年鉴》。

（二）城乡基本医疗卫生服务人力资源配置比较分析

我国当前城乡基本医疗卫生服务人力资源配置水平差距较大，大多数优秀的卫生人才都集中于大中型城市，农村的卫生人力资源则非常匮乏。从人力资源配置数量来看，我国城乡医疗卫生人力资源数量差距非常明显（详见表 4-26）。以 2012 年为例，城市每千人所享有卫生技术人数为 8.54 人，当年农村为 3.41 人，城市是农村的 2.5 倍；同年城市医疗机构每千人口注册护士数为 3.65，农村为 1.09 人，城市是农村的 3.35 倍；而城乡每千人口执业医生数的差距也很大，城市为 3.19 人，农村仅有 1.40 人。以上数据表明，城乡医疗卫生人力资源在数量上差异明显，投向农村地区的医疗卫生人力资源明显不足。此外，从人力资源配置质量来看，据 2013 年《中国卫生和计划生育年鉴》数据显示：2012 年城市医疗机构医护人员大学本科以上学历人员达到了 31.8%，同期乡镇卫生院医护人员大学本科以上学历人员仅为 5.3%；而且，城乡医疗机构医护人员在职称级别上差距也很明显，2012 年城市医疗机构中级及中级以上职称比例达到了 40% 以上，而农村卫生院的职称结构主要是以助理医师及以下职称为主，比例超过了 80%，以上数据表明，由于基

表 4 - 26　　　　　　　　城乡医疗卫生人力资源比较

年份	每千人口卫生技术人员数			每千人口注册护士数			每千人口执业医生数		
	城市	农村	城市÷农村	城市	农村	城市÷农村	城市	农村	城市÷农村
2003	4.88	2.26	2.16	1.59	0.50	3.18	2.13	1.04	2.05
2004	4.99	2.24	2.23	1.63	0.50	3.26	2.18	1.04	2.10
2005	5.82	2.69	2.16	2.10	0.65	3.23	2.46	1.26	1.95
2006	6.09	2.70	2.26	2.22	0.66	3.36	2.56	1.26	2.03
2007	6.44	2.69	2.39	2.42	0.70	3.46	2.61	1.23	2.12
2008	6.68	2.80	2.39	2.54	0.76	3.34	2.68	1.26	2.13
2009	7.15	2.94	2.43	2.82	0.81	3.48	2.83	1.31	2.16
2010	7.62	3.04	2.51	3.09	0.89	3.47	2.97	1.32	2.25
2011	6.68	2.66	2.51	2.62	0.79	3.32	2.62	1.10	2.38
2012	8.54	3.41	2.50	3.65	1.09	3.35	3.19	1.40	2.78

资料来源：2013 年《中国卫生和计划生育年鉴》。

层工资福利水平较低，很多乡镇卫生院工作人员不愿意留在基层，造成大量优秀的卫生人才流失。同时，农村现阶段还存在着很大数量的编制外的"赤脚医生"，这些医护人员没有经过专门的技能培训，医疗水平有限，无法为农民提供高水平的基本医疗卫生服务。再加上我国当前缺乏城乡医疗卫生人才共享机制，因此，我国城乡医疗卫生人力资源配置极度不平衡，我国乡镇卫生院卫生技术人员水平不高。

医护人员作为基本医疗卫生服务的直接供给者，是我国医疗卫生体系的核心和卫生事业发展重要的推动力。当前，我国城乡医疗卫生人力资源的总量在不断增加，医疗卫生人力资源的素质也有很大程度的提升。但是，我国城乡医疗卫生人力资源分布不合理，城乡医疗卫生人力资源无论是在数量上还是在质量上都存在着巨大的差距，城市居民拥有更优质的医疗卫生人力资源，而农村医护人员数量较少且素质有待提高，无法满足农民对高质量的基本医疗卫生服务日益增长的需求。

（三）城乡基本医疗卫生服务物力资源配置情况比较分析

城乡医疗卫生服务物力资源同样存在着巨大的差异，城市居民能够享受到更优质的卫生物力资源，而农民则缺乏基本的卫生物资，缺医少药的现象非常突出。一方面，据国家卫生与计划生育委员会于 2013 年发表的《中国卫生和计划生育年鉴》显示，截至2012 年年末，全国医疗卫生机构床位已经达到 572.5 万张，其中：基层医疗卫生机构床位数为 132.4 万张，仅占全国医疗卫生机构床位数的 23.1%。此外，全国每千人口医疗卫生机构床位数由 2003年的 2.49 张增加到 2012 年的 4.24 张，而每千农业人口乡镇卫生院病床数则仅从 2003 年的 0.76 张增加到 2012 年的 1.24 张（见表4－27），上述数据表明我国城乡医疗卫生机构床位的差距较大。另一方面，我国城乡医疗机构万元以上设备拥有量差距更大（见表4－28），城市大型医院的资金比较充足，能够大量购买先进的价格高昂的医疗器械，2012 年城市万元以上设备台数达到 3276640 台，占全国万元以上设备比例为 91.35%；而乡镇卫生所的资金有限，在购买大型医疗器械时捉襟见肘，2012 年乡镇卫生院万元以上设备台数仅为 310295 台。总体来说，我国城乡医疗卫生物力资源差距明显。我国基层医疗机构硬件条件落后。很多农民在生病后宁愿选择更远的城市医院就医，在很大程度上造成了城市大医院的拥挤、不堪重负，而乡镇卫生院的资源却没有得到充分的利用。

表4－27　　　　　　　　城乡医疗机构病床数比较　　　　　　　单位：张

年份	医院与乡镇病床总数	每千人口医疗机构床位数	每千农业人口乡镇卫生院病床数
2003	2955160	2.49	0.76
2004	3045847	2.56	0.76
2005	3134930	2.62	0.78
2006	3270710	2.70	0.80
2007	3438260	2.83	0.85
2008	3748245	3.05	0.96
2009	4080662	3.31	1.05
2010	4786831	3.58	1.12
2011	5159889	3.84	1.16
2012	5724775	4.24	1.24

资料来源：2013 年《中国卫生和计划生育年鉴》。

表4-28 城乡医疗机构万元以上设备对比①

年份	全国万元以上设备台数	农村医疗机构万元以上设备		城市医疗机构万元以上设备台数	
		台数	比重	台数	比重
2003	1385881	172024	12.41%	1213857	87.59%
2004	1319593	151843	11.51%	1167750	88.49%
2005	1655641	168569	10.18%	1487072	89.82%
2006	1821750	172242	9.45%	1649508	90.55%
2007	1985893	193136	9.73%	1792757	90.27%
2008	2240816	218373	9.75%	2022443	90.25%
2009	2528796	249846	9.88%	2278950	90.12%
2010	2824445	274722	9.73%	2549723	90.27%
2011	3176357	289181	9.10%	2887176	90.90%
2012	3586935	310295	8.65%	3276640	91.35%

资料来源：根据2013年《中国卫生和计划生育年鉴》原始数据整理而得。

二 产出阶段

产出阶段均等化主要考察的是医疗卫生资源的使用效果。本书主要从基本医疗卫生服务可及性、人力资源使用效率和物力资源使用效率三个方面进行分析。

（一）基本医疗卫生服务可及性

基本医疗卫生服务可及性主要通过城乡居民到最近医疗点时间和距离两个指标进行衡量。根据我国2008年国家卫生服务调查结果显示（见表4-29），城乡居民到最近医疗点所需时间不超过30分钟的占比分别为99%和93.2%；城乡居民到最近医疗点距离不超过5公里的分别为99.6%和95.2%。由此可以看出，城乡居民在医疗卫生服务可及程度上差距明显，城市居民能够更方便、更快捷地获得基本医疗卫生服务。

---

① 农村卫生机构万元以上设备台数用乡镇卫生院所拥有万元以上设备台数表示；城市万元以上设备台数 = 全国卫生机构万元以上设备台数 - 乡镇卫生院所拥有万元以上设备台数。

表 4 - 29　　　　　　　城乡居民到最近医疗点时间和距离

区域	到最近医疗点所需时间				到最近医疗点距离					
	10 分钟内	10 分钟	20 分钟	30 分钟及以上	不足 1 公里	1 公里	2 公里	3 公里	4 公里	5 公里及以上
城市	81.6%	14.8%	2.6%	1.0%	81.8%	10.4%	4.2%	2.4%	0.7%	0.4%
农村	66.9%	18.5%	7.8%	6.8%	61.1%	18.2%	9.2%	4.2%	2.5%	4.8%

资料来源：2013 年《中国卫生和计划生育年鉴》。

（二）城乡基本医疗卫生服务人力资源使用效率对比

在研究过程中，城乡基本医疗卫生服务人力资源使用效率主要通过医师日均担负诊治人数进行分析。如表 4 - 30 所示，城乡医师日均担负诊治人数存在着较大差距，2003 年城市医师日均担负诊治人数为 5 人，2012 年达到了 7.6 人，而同期农村医师日均担负诊治人数变化不大，仅从 3.17 人上升至 3.52 人。这说明城乡间医疗卫生服务水平差距直接导致很多患者对乡镇卫生院医护人员专业技术水平缺乏信心，城乡居民在患病后大多会选择前往城市大医院就诊。因此，政府应当加大乡镇卫生院人才引进力度，加强乡镇卫生院医护人员培训工作，提高农村医疗技术水平。

表 4 - 30　　　　　　　城乡医师日均担负诊治人数

年份	城市医师日均担负诊治人数	农村医师日均担负诊治人数	城市医师日均担负诊治人数/农村医师日均担负诊治人数
2003	5.0	3.17	1.58
2004	4.9	3.07	1.60
2005	5.3	2.95	1.80
2006	5.5	2.92	1.88
2007	6.0	3.25	1.85
2008	6.5	3.51	1.85
2009	6.7	3.32	2.02
2010	6.8	3.19	2.13
2011	7.2	3.06	2.35
2012	7.6	3.52	2.16

资料来源：根据 2013 年《中国卫生和计划生育年鉴》整理而得。

（三）城乡基本医疗卫生服务物力资源使用效率对比

通过城乡基本医疗卫生服务物力资源使用效率对比可反映我国医疗卫生资源是否得到了有效的利用。目前，我国大多数优质的医疗卫生资源都集中在大中城市的大医院，城市居民在患病后前往医院就诊的比例明显高于农村居民。从表4－31我们可以看到，2012年地级市（地区属）的病床使用率达到了103.2%，而乡镇卫生院的病床使用率仅为62.1%。这说明城乡居民在患病后大多会选择前往大医院就诊，这种选择一方面造成城市医疗机构人满为患、不堪重负；另一方面则使基层医疗卫生机构无人问津，业务量减少，长期处于空置状态，造成了医疗卫生资源的浪费，影响到了基层医疗卫生机构生存空间。此外，城市医院平均住院床日均高于基层医疗卫生机构。2012年地级市（地区属）医院平均住院日10.9天，而乡镇卫生院平均住院日为5.7天。总体来说，城乡基本医疗卫生服务物力资源使用效率差距很大。

表4－31　　　　　　　　2012年城乡医疗机构效率

医院类别	病床使用率（%）	平均住院日（天）
医院合计	98.4	9.3
部（管）属	106.1	10.1
省属	104.5	10.8
地级市（地区属）	103.2	10.9
县属	94.4	7.9
基层医疗卫生机构合计	61	5.9
社区卫生服务中心	54.6	9.2
街道卫生院	60.5	7.8
乡镇卫生院	62.1	5.7

资料来源：2013年《中国卫生和计划生育年鉴》。

三　受益阶段

城乡基本医疗卫生服务受益阶段均等化主要通过城乡居民健康

状况来进行比较分析。城乡居民健康状况是衡量一国基本医疗服务水平的重要标准之一，每个公民都有权享有健康的权利。目前，我国主要是通过人口预期寿命、婴幼儿死亡率、5 岁以下儿童死亡率和孕产妇死亡率等不同指标来考察城乡居民健康状况。首先，从人均预期寿命来看。由于 2000 年以后我国少有官方公布城乡人均预期寿命对比资料，采用杨翼（2013）所提出的方法，经推算可知 2000 年至 2012 年城乡居民预期寿命。其中，2000 年城市人口预期寿命为 76.79 岁，而农民预期寿命仅为 70.69 岁，城乡居民人均预期寿命差为 6.1 岁；到了 2012 年城市人口预期寿命为 82.34 岁，而农民预期寿命仅为 76.62 岁，城乡居民人均预期寿命差为 5.72 岁，城乡居民人均预期寿命差呈现出一定的下降趋势。其次，从城乡居民死亡状况统计数据来看（见表 4 - 32），2003 年城市婴幼儿死亡率为 11.3‰，明显低于农村的 28.7‰，到了 2012 年，城市数据下降到了 5.2‰，而农村还是维持在 12.4‰ 的高死亡率之上。而我国城乡 5 岁以下儿童死亡率也存在着较大的差距，2003 年到 2012 年，城市 5 岁以下儿童死亡率从 14.8‰ 下降到了 5.9‰，而同期农村 5 岁以下儿童死亡率从 33.4‰ 下降至 16.2‰。最后，我们比较的是城乡孕产妇死亡率，同样从表 4 - 32 我们可以看到，2003 年城市孕产妇死亡率为 27.6/10 万，而农村为 65.4/10 万，到了 2012 年城乡间差距在逐渐缩小，其中城市数据为 22.2/10 万，农村数据为 25.6/10 万。综上所述，城乡居民健康状况有了很大程度的改善，但是仍然有一定的差距。

表 4 - 32　　　　　　　城乡居民健康状况比较

年份	婴幼儿死亡率（‰）			孕产妇死亡率（1/10 万）			5 岁以下儿童死亡率（‰）		
	城市	农村	全国	城市	农村	全国	城市	农村	全国
2003	11.3	28.7	25.5	27.6	65.4	51.3	14.8	33.4	29.9
2004	10.1	24.5	21.5	26.1	63	48.3	12.0	28.5	25.0
2005	9.1	21.6	19.0	25.0	53.8	47.7	10.7	25.7	22.5
2006	8.0	19.7	17.2	24.8	45.5	41.1	9.6	23.6	20.6

续表

年份	婴幼儿死亡率（‰）			孕产妇死亡率（1/10万）			5 岁以下儿童死亡率（‰）		
	城市	农村	全国	城市	农村	全国	城市	农村	全国
2007	7.7	18.6	15.3	25.2	41.2	36.6	9.0	21.8	18.1
2008	6.5	18.4	14.9	29.2	36.1	34.2	7.9	22.7	18.5
2009	6.2	17.0	13.8	26.6	34	31.9	7.6	21.1	17.2
2010	5.8	16.1	13.1	29.7	30.1	30.0	7.3	20.1	16.4
2011	5.8	14.7	12.1	25.2	26.5	26.1	7.1	19.1	15.6
2012	5.2	12.4	10.3	22.2	25.6	24.5	5.9	16.2	13.2

资料来源：2013 年《中国卫生和计划生育年鉴》。

此外，鉴于居民满意度是对均等化水平进行评估的重要参考依据，本章利用因子分析法对城乡居民满意度进行了实地考察和对比分析（见附录 B）。从评测结果来看，城乡基本医疗卫生服务均等化满意度水平分别为 0.6234 和 0.4405，城市医疗卫生服务满意度高于农村医疗卫生服务满意度。

第四节 基于泰尔指数的城乡基本医疗卫生服务均等化水平评估

一 泰尔指数的计算方法

泰尔指数最早运用于物理学测量无序特征值的研究，随后于 1967 年由著名经济学家泰尔运用于衡量区域间收入差异程度而得名。目前泰尔指数主要用于衡量各种不同经济指标的差异程度，其具有良好的可分解性，可将总体差异程度再分解为组内差异程度变动情况与组间差异程度变动情况，以方便研究数据差距变动情况，并解释其在总体差异情况中的作用。泰尔指数及其分解指数能够解释受测指数差异程度，如果泰尔指数及其分解指数越大，则差异程度就增加；反之，如果泰尔指数及其分解指数越小，则差异程度就减少。在具体计算过程中，总体泰尔指数、泰尔指数分解指数和贡献率的计算方法如下[1]：

城市内部泰尔指数计算公式：$T_u = \sum_{i=1}^{n} \dfrac{n_{iu}}{n_u} \times \ln\left(\dfrac{n_{iu}}{n_u} \Big/ \dfrac{x_{iu}}{x_u}\right)$

农村内部泰尔指数计算公式：$T_r = \sum_{i=1}^{n} \dfrac{n_{ir}}{n_r} \times \ln\left(\dfrac{n_{ir}}{n_r} \Big/ \dfrac{x_{ir}}{x_r}\right)$

组间泰尔指数计算公式：$T_1 = n_u \times \ln\left(\dfrac{n_u}{x_u}\right) + n_r \times \ln\left(\dfrac{n_r}{x_r}\right)$

组内泰尔指数计算公式：$T_2 = n_u \times T_u + n_r \times T_r$

总体差距 $T = T_1 + T_2$

总体贡献率 = 组间贡献率 + 组内贡献率 $= \dfrac{T_1}{T} + \dfrac{T_2}{T} = \dfrac{T_1}{T} + \dfrac{n_u \times T_u}{T} +$

$\dfrac{n_r \times T_r}{T} = 1$

在计算过程中，n_{iu} 代表的是第 i 省城市人口占全国总人口的比重；n_{ir} 代表的是第 i 省农村人口占全国总人口的比重；n_u 代表的是我国城市总人口占全国总人口的比重；n_r 代表的是农村人口占全国总人口的比重；x_{iu} 表示的是第 i 省城市人口收入占全国总收入的比重；x_{ir} 表示的是第 i 省农村人口收入占全国总收入的比重；x_u 表示的是全国城市人口收入占全国总收入的比重；x_r 表示的是全国农村人口收入占全国总收入的比重；T、T_1、T_2、T_u、T_r 分别表示总体泰尔指数及其分解指数。在计算过程中，本书将基本医疗卫生服务所涉及的相关变量取代收入变量代入公式，分别计算城乡基本医疗卫生服务投入阶段、产出阶段、受益阶段不同指标的泰尔指数及其分解指数。本章实证分析的时间跨度是 2003—2012 年，所涉及数据主要来源于历年《中国卫生统计年鉴》、《中国卫生和计划生育统计年鉴》、《中国卫生统计摘要》、《中国统计年鉴》和统计局网站。

---

① 和立道：《医疗卫生基本公共服务的城乡差距及均等化路径》，《财经科学》2011年第12期。

二　实证分析

（一）投入阶段

投入阶段均等化水平主要通过城乡每千人卫生技术人员数、城乡每千人医疗机构床位数、城乡居民保健支出三个指标的泰尔指数及其分解指数进行考察。

1. 城乡每千人卫生技术人员数泰尔指数及其分解指数

城乡每千人卫生技术人员数主要考察的是城乡人力资源配置均等化程度。从城乡每千人卫生技术人员数泰尔指数及其分解指数情况来看（见表4–33），第一，总体差距在逐渐扩大，2003年总体泰尔指数是0.0727，2012年总体泰尔指数扩大到了0.1556，这说明我国近年来城乡人力资源配置差距在不断扩大，农村地区大量优秀人才资源流失，农民所接受的医疗卫生人力资源水平较低。第二，城乡组间差距一般都大于组内差距。2003年城乡组间差距为0.0715，而组内差距为0.0012，到了2012年城乡组间差距为0.1478，组内差距为0.0078；而从泰尔指数贡献率来看，从2003年至2012年，城乡组间的贡献率要远远大于组内差距的贡献率。这说明我国城乡每千人卫生技术人员数的差距主要来源于城乡间的差距，要缩小我国城乡基本医疗卫生服务投入阶段差距，必须加强农村人才资源投入力度，提高乡镇卫生院医护人员水平。第三，城市内部泰尔指数普遍大于农村内部泰尔指数，这说明了城乡每千人卫生技术人员数农村内部的不公平程度小于城市内部的不公平程度。

表4–33　　　每千人卫生技术人员数泰尔指数及其分解指数

年份	城乡组间泰尔指数 T_1	组内泰尔指数 T_2	城市内部泰尔指数 T_u	农村内部泰尔指数 T_r	总体泰尔指数 T（$T_1 + T_2$）	贡献率	
						组间	组内
2003	0.0715	0.0012	0.0012	0.0002	0.0727	98%	2%
2004	0.0823	0.0045	0.0025	0.0015	0.0868	95%	5%
2005	0.0886	0.0075	0.0015	0.0005	0.0961	92%	8%
2006	0.0899	0.0041	0.0021	0.0011	0.094	96%	4%
2007	0.0927	0.0043	0.0012	0.0023	0.097	96%	4%

续表

年份	城乡组间泰尔指数 T_1	组内泰尔指数 T_2	城市内部泰尔指数 T_u	农村内部泰尔指数 T_r	总体泰尔指数 T（$T_1 + T_2$）	贡献率	
						组间	组内
2008	0.1124	0.0074	0.0014	0.0014	0.1198	94%	6%
2009	0.1189	0.0068	0.0018	0.0028	0.1257	95%	5%
2010	0.1248	0.0074	0.0024	0.0014	0.1322	94%	6%
2011	0.1325	0.0044	0.0064	0.0024	0.1369	97%	3%
2012	0.1478	0.0078	0.0048	0.0028	0.1556	95%	5%

2. 城乡每千人医疗机构床位数泰尔指数及其分解指数

城乡每千人医疗机构床位数考察的是城乡基本医疗卫生服务产出阶段物力资源配置状况。从城乡每千人医疗机构床位数泰尔指数及其分解指数情况来看（见表4-34），第一，总体差距有一定程度上的缩小，2003年总体泰尔指数是0.0937，2012年总体泰尔指数缩小到了0.022，这说明我国近年来加大对医疗卫生领域硬件设施的投入，城乡医疗卫生物力资源配置落后的状况有所改善。第二，从泰尔指数贡献率来看，从2003年至2012年城乡组间的贡献率都保持在67%以上，而且每千人医疗机构床位数的城乡组间差距一般都大于组内差距，2003年城乡组间差距为0.0825，而组内差距为0.0112，到了2012年城乡组间差距为0.0148，而组内差距为0.0072。这说明要缩小基本医疗卫生服务投入阶段差距，必须加大对农村地区物力资源的投入力度。第三，城市内部泰尔指数普遍大于农村内部泰尔指数，这说明了物力资源配置状况农村内部的不公平程度小于城市内部的不公平程度。

表4-34　　　每千人医疗机构床位数泰尔指数及其分解指数

年份	城乡组间泰尔指数 T_1	组内泰尔指数 T_2	城市内部泰尔指数 T_u	农村内部泰尔指数 T_r	总体泰尔指数 T（$T_1 + T_2$）	贡献率	
						组间	组内
2003	0.0825	0.0112	0.0025	0.0009	0.0937	88%	12%
2004	0.0743	0.0155	0.0017	0.0075	0.0898	83%	17%

续表

年份	城乡组间泰尔指数 T_1	组内泰尔指数 T_2	城市内部泰尔指数 T_u	农村内部泰尔指数 T_r	总体泰尔指数 T (T_1+T_2)	贡献率 组间	贡献率 组内
2005	0.0586	0.0175	0.0021	0.0015	0.0761	77%	23%
2006	0.0539	0.0091	0.0024	0.0021	0.063	86%	14%
2007	0.0517	0.0123	0.002	0.0003	0.064	81%	19%
2008	0.0421	0.0164	0.0018	0.0012	0.0585	72%	28%
2009	0.0409	0.0158	0.0012	0.0008	0.0567	72%	28%
2010	0.0318	0.0123	0.0017	0.0013	0.0441	72%	28%
2011	0.0215	0.0094	0.0024	0.0014	0.0309	70%	30%
2012	0.0148	0.0072	0.0021	0.0009	0.022	67%	33%

3. 城乡居民保健支出泰尔指数及其分解指数

从城乡居民保健支出泰尔指数及其分解指数情况来看（见表4-35），第一，城乡居民保健支出的总体差距在不断地缩小，2003年总体泰尔指数是 0.4072，2012 年总体泰尔指数减少至 0.1326，这反映出我国城乡居民医疗保健意识的增强，用于医疗保健的投入在不断增加。第二，从泰尔指数贡献率来看，从 2003 年至 2012 年，城乡组间的贡献率都保持在 70% 以上。而且城乡组间泰尔指数一般都大于组内泰尔指数，2003 年城乡组间差距为 0.3045，而组内差距为 0.1027；到了 2012 年城乡组间差距为 0.1228，而组内差距为 0.0108。这反映出虽然农民的医疗保健支出在增加，但是城乡居民保健支出差距依旧是造成居民保健支出的总体差距的重要原因。第三，城市内部泰尔指数均小于农村内部泰尔指数，这说明了城乡居民保健支出农村内部的不公平程度大于城市内部的不公平程度。

表 4 – 35　　　　居民保健支出泰尔指数及其分解指数

年份	城乡组间泰尔指数 T_1	组内泰尔指数 T_2	城市内部泰尔指数 T_u	农村内部泰尔指数 T_r	总体泰尔指数 T (T_1+T_2)	贡献率 组间	贡献率 组内
2003	0.3045	0.1027	0.0014	0.0214	0.4072	75%	25%
2004	0.2128	0.0738	0.0045	0.0178	0.2866	74%	26%

续表

年份	城乡组间泰尔指数 T_1	组内泰尔指数 T_2	城市内部泰尔指数 T_u	农村内部泰尔指数 T_r	总体泰尔指数 T (T_1+T_2)	贡献率	
						组间	组内
2005	0.1715	0.0725	0.0048	0.0187	0.244	70%	30%
2006	0.1622	0.0522	0.0067	0.0165	0.2144	76%	24%
2007	0.1513	0.061	0.0078	0.0156	0.2123	71%	29%
2008	0.1474	0.0554	0.0014	0.018	0.2028	73%	27%
2009	0.1413	0.0156	0.0045	0.0154	0.1569	90%	10%
2010	0.1375	0.0241	0.0078	0.0274	0.1616	85%	15%
2011	0.1321	0.0112	0.0068	0.0164	0.1433	92%	8%
2012	0.1218	0.0108	0.0071	0.0267	0.1326	92%	8%

（二）产出阶段

产出阶段均等化水平主要通过城乡医师日均担负诊治人数、城乡病床使用率两个指标的泰尔指数及其分解指数进行考察。

1. 城乡医师日均担负诊治人数泰尔指数及其分解指数

城乡医师日均担负诊治人数主要考察的是城乡基本医疗卫生服务产出阶段人力资源使用效率。从城乡医师日均担负诊治人数泰尔指数及其分解指数情况来看（见表4－36），第一，总体差距在不断扩大，2003年总体泰尔指数是0.0398，2012年总体泰尔指数扩大到了0.1035，这说明城乡医疗卫生人力资源在使用效率上的差距在不断扩大，城市医疗卫生人力资源使用效率更高，而农村医护人员素质有待提高，无法满足农民对基本医疗卫生服务日益增长的需求。第二，从泰尔指数贡献率来看，从2003年至2012年，城乡组间的贡献率在58%以上，均大于组内差距的贡献率；而且城乡医师日均担负诊治人数的城乡组间差距一般都大于组内差距，2003年城乡组间差距为0.0253，而组内差距为0.0145，到了2012年城乡组间差距为0.0603，而组内差距为0.0433。这说明政府应当加强农村医护人员培训工作，提高乡镇卫生院医护人员的专业技术水平。第三，城市内部泰尔指数均大于农村内部泰尔指数，这说明了城乡医师日均担负诊治人数农村内部的不公平程度小于城市内部的不公平程度。

表 4 - 36　城乡医师日均担负诊治人数泰尔指数及其分解指数

年份	城乡组间泰尔指数 T_1	组内泰尔指数 T_2	城市内部泰尔指数 T_u	农村内部泰尔指数 T_r	总体泰尔指数 T（T_1+T_2）	贡献率	
						组间	组内
2003	0.0253	0.0145	0.0259	0.0167	0.0398	64%	36%
2004	0.0311	0.0122	0.0288	0.0082	0.0433	72%	28%
2005	0.0366	0.0113	0.0319	0.0032	0.0478	76%	24%
2006	0.0375	0.0105	0.0412	0.0045	0.0481	78%	22%
2007	0.0412	0.0199	0.0545	0.0078	0.0611	67%	33%
2008	0.0446	0.0287	0.0656	0.0043	0.0733	61%	39%
2009	0.0522	0.0277	0.0742	0.0035	0.0799	65%	35%
2010	0.0534	0.0348	0.0769	0.0032	0.0881	61%	39%
2011	0.0579	0.0391	0.0882	0.0021	0.0971	60%	40%
2012	0.0603	0.0433	0.0933	0.0115	0.1035	58%	42%

2. 城乡病床使用率泰尔指数及其分解指数

城乡病床使用率主要考察的是城乡基本医疗卫生服务产出阶段物力资源使用效率高低。从城乡病床使用率泰尔指数及其分解指数情况来看（见表 4 - 37），第一，总体差距在不断地缩小，2003 年总体差距是 0.0871，2012 年总体差距缩小到了 0.0325，这说明我国近年来医改取得了一定成效，城乡基本医疗卫生服务领域运行的效率在不断提高。第二，从 2003 年至 2012 年，城乡组间贡献率基本维持在 90% 以上；此外，城乡组间差距一般都大于组内差距。2003 年城乡组间差距为 0.0756，而组内差距为 0.0052，到了 2012 年城乡组间差距为 0.0122，而组内差距为 0.0011，这反映出我国基本医疗卫生领域效率的提高主要来源于城市，而农村基本医疗卫生服务产出阶段资源使用效率则有待提高，城乡间医疗卫生服务水平差距直接导致很多患者对农村医疗技术水平缺乏信心，农村居民在患病后大多会选择前往城市大医院就诊，造成基层医疗卫生机构无人问津，业务量减少，长期处于空置状态。第三，城市内部泰尔指数均大于农村内部泰尔指数，这说明了城乡病床使用率农村内部的不公平程度小于城市内部的不公平程度。

表4-37　　　　　　病床使用率泰尔指数及其分解指数

年份	城乡组间泰尔指数 T_1	组内泰尔指数 T_2	城市内部泰尔指数 T_u	农村内部泰尔指数 T_r	总体泰尔指数 T (T_1+T_2)	贡献率	
						组间	组内
2003	0.0756	0.0052	0.0061	0.0013	0.0871	95.56%	4.44%
2004	0.0712	0.0045	0.0054	0.0003	0.0787	95.24%	4.76%
2005	0.0715	0.0041	0.0036	0.0007	0.0745	94.56%	5.44%
2006	0.0654	0.0032	0.0038	0.0005	0.0712	97.56%	2.44%
2007	0.0641	0.0028	0.0032	0.0008	0.0642	95.32%	4.68%
2008	0.0354	0.0026	0.0028	0.0013	0.0489	94.65%	5.35%
2009	0.0312	0.0021	0.0026	0.0018	0.0456	93.25%	6.75%
2010	0.0274	0.0018	0.0021	0.0009	0.0432	95.45%	4.55%
2011	0.0156	0.0014	0.0017	0.0007	0.0421	93.24%	6.76%
2012	0.0122	0.0011	0.0014	0.0008	0.0325	95.23%	4.77%

（三）受益阶段

受益阶段均等化水平主要通过孕产妇死亡率这个指标的泰尔指数及其分解指数进行考察。从城乡孕产妇死亡率泰尔指数及其分解指数情况来看（见表4-38），第一，总体差距有一定程度上的缩小，2004年总体差距是0.3501，2012年总体差距缩小到了0.0352，这说明我国近年来城乡居民健康状况有了很大程度的改善。第二，从泰尔指数贡献率来看，城乡组间贡献率基本维持在60%以上。此外，城乡组间差距一般都大于组内差距。2004年城乡组间差距为0.2267，而组内差距为0.1234，到了2012年城乡组间差距为0.0237，而组内差距为0.0115，这反映出我国城乡基本医疗卫生服务受益阶段已经取得了一定成效，但是为了缩小城乡差距，必须继续加大投入以改善农民健康状况。第三，城市内部泰尔指数均大于农村内部泰尔指数，这说明了城乡孕产妇死亡率农村内部的不公平程度小于城市内部的不公平程度。

表4-38　　　　　　　　孕产妇死亡率泰尔指数及其分解指数

年份	城乡组间泰尔指数 T_1	组内泰尔指数 T_2	城市内部泰尔指数 T_u	农村内部泰尔指数 T_r	总体泰尔指数 T（T_1+T_2）	贡献率	
						组间	组内
2004	0.2267	0.1234	0.2098	0.0732	0.3501	65%	35%
2005	0.1872	0.1123	0.1589	0.0642	0.2995	63%	37%
2006	0.1732	0.1013	0.1312	0.0521	0.2745	63%	37%
2007	0.1614	0.0921	0.1545	0.0421	0.2535	64%	36%
2008	0.1427	0.0843	0.1356	0.0356	0.227	63%	37%
2009	0.1038	0.0644	0.0886	0.0212	0.1682	62%	38%
2010	0.1005	0.0518	0.0723	0.0214	0.1523	66%	34%
2011	0.0674	0.0401	0.0628	0.0245	0.1075	63%	37%
2012	0.0237	0.0115	0.0425	0.0152	0.0352	67%	33%

注：因2003年无全国各省市孕产妇死亡率情况，故本书仅计算从2004年至2012年孕产妇死亡率泰尔指数及其分解指数。

三　结论

本章利用泰尔指数分析法，从投入阶段、产出阶段和受益阶段三个方面对我国城乡基本医疗卫生服务均等化程度进行了实证分析，从评测结果来看，除了城乡每千人卫生技术人员数、城乡医师日均担负诊治人数两个指标的总体差距在不断扩大以外，其他指标差距均在逐渐缩小，这表明我国城乡基本医疗卫生服务均等化水平在不断提高。除此以外，从我国城乡基本医疗卫生服务的总体差距分解来看，不论是投入类指标、产出类指标还是受益类指标，城乡间的差距都是造成总体差距的主导因素，国家应加快发展农村经济，增加农村居民收入，从而缩小城乡居民的收入差距，进而促进城乡基本医疗卫生服务均等化。

第五章 城乡基本医疗卫生服务非均等化的成因及效应分析

第一节 城乡基本医疗卫生服务非均等化成因的定性分析

我国城乡基本医疗卫生服务非均等化格局的形成有着深刻的政治、经济和社会背景。本节主要以第三章的理论分析为基础,逐步深入探讨了城乡基本医疗卫生服务非均等化格局的成因,力求为均等化的实现提供现实突破口。

一 均等化基本理念的缺失

(一)城乡基本医疗卫生服务领域的改革历程

实现城乡基本医疗卫生服务均等化已经成为我国医疗卫生事业发展的重要目标。在这一背景之下,梳理新中国成立以来城乡医疗卫生领域的改革历程,对于充分认识基本理念的变迁以及非均等化的成因有着很重要的启示意义。

1. 1949 年至 1978 年:城乡基本医疗卫生服务低水平均等供给时期

1949 年新中国成立以后,中央政府和地方政采取各项措施,动员各方力量,将农村医疗卫生工作作为重中之重,在较短时间内初步形成了我国农村医疗卫生体系。在"文化大革命"期间,农村卫生事业发展受到了空前的重视,到 1979 年年底,农村合作医疗的覆盖率已经达到了 90% 以上，农村大部分地区已经推广了农村合作医疗，形成了覆盖行政县、人民公社和农村生产大队三级医疗保障网。在当时，农村卫生保健站、农村合作医疗和农村医生已经能够为农民提供水平较低的医疗保障服务，这一时期的农村医疗卫生事业取得了辉煌的成绩；与此同时，我国城市医疗卫生体制也初步建立起来，1951 年，我国颁布并实施了《中华人民共和国劳动保险条例》，制定了面向城市企业职工的劳动保险医疗制度。随后，我国提出要建设现代化工业国家，要求全社会工作的重点转移到重工业上，而我国卫生政策也相应作出一定调整。医疗卫生重点逐渐转向城市和工矿。这一时期我国所实施的劳动保险医疗制度和职工公费医疗制度基本上覆盖了我国近 90% 的城市人口。

2. 1979 年至 2003 年：城乡基本医疗卫生服务差异化供给时期

改革开放以后，我国农村长期实行的人民公社制度被家庭联产责任制所取代，这一时期的集体经济迅速瓦解，取而代之的则是以家庭为单位的生产部门，相应的农村合作医疗也丧失了原来的经济基础从而逐渐崩溃。据统计，到 20 世纪 80 年代中期，全国仅 5% 的地区仍继续实行农村合作医疗。这一阶段农村卫生事业发展受到了极大的阻碍，导致很多病人受经济条件所限无法得到及时的救治，缺医少药的现象非常普遍。党中央、国务院高度重视这一现象，于 1997 年提出要重新建立农村合作医疗制度，但是受到各种条件所限效果并不理想，农村合作医疗的覆盖率仍然很低。1997 年以后，各级政府农村工作的重心则转向了如何增加农民收入、提高农民生活水平上来，推广农村合作医疗却鲜有人提及，农村合作医疗发展也陷入了低潮，地方政府财政投入农村合作医疗的资金非常有限，导致城乡医疗卫生服务发展的差距越来越大；在城市卫生事业发展方面，自 1979 年以来，我国传统的城市医疗卫生制度的经济基础逐渐瓦解，政府对于医疗卫生事业的投入总量不足且投入结构不合理，医疗机构为谋求自身利益导致了医疗卫生费用的增加，计划经济时期形成的劳动保险医疗制度和职工公费医疗制度亟须改革。针对计划经济时期所暴露的弊病，我国城市医疗卫生体制部门开始了一系列的市场体制改革。1979 年，我国提出要通过经济的方式去管理医疗卫生服务；1984 年，卫生部提出要对医疗卫生系统进行改革，要求医疗卫生部门开拓资金来源，并进一步放宽医疗卫生政策，我国的医疗卫生改革也正式拉开帷幕，进入市场化改革阶段。我国从 1994 年开始于镇江和九江两地开展统账结合的试点工作，并于 1997 年在全国 30 多个城市扩大试点。随后，在全国范围内推广社会统筹与个人账户结合的城市社会保险制度，确立了城市社会保险制度的基本框架。

3. 2003 年至今：城乡基本医疗卫生服务均等化理念提出并实施阶段

2003 年以来，我国农村医疗卫生事业步入重新发展阶段。为了解决城乡医疗卫生服务差距，保障农民的生命健康权利，提升农村人力资本，促进农村经济的发展，国家逐步拉开了农村合作医疗改革的序幕，而新型合作医疗制度成为改革的首要选择，并在 2003 年得到了推行和发展，资金筹集方面主要通过以政府财政拨款为主，农民缴款为辅，主要目的是保障重病患者能够得到及时的救治。在新农合逐步推广的同时，我国也开始了农村医疗救助制度的试点。同年，民政部、卫生部和财政部三部委共同发布了《关于实施农村医疗救助的意见》，明确了政府机关要在农村医疗救助中起到主导性作用，要求各级政府必须尽最大努力解决农民看病难的问题，这是完善我国农村医疗卫生服务体制的重要措施；与此同时，城市医疗卫生体制进入了新的改革探索阶段。"SARS" 危机于 2002 年在我国广东德顺首发，并于 2003 年在我国与部分东南亚国家全面爆发。在这次危机中，近十年医疗卫生市场化改革的负效应凸显出来，基本医疗卫生服务水平低下以及看病难的问题成为公众关注的焦点，医疗卫生体制改革也成为当务之急。政府先后于 2003 年和 2007 年推行了医疗卫生救助制度改革和城市医疗保险体制改革，开始了城市医疗卫生体制新的改革探索阶段。而 2009 年"新医改"方案的推出，标志着中国医疗改革开启了新纪元，这也是中国医改历史上一个大的转折点。

（二）改革开放以来均等化基本理念的缺失是非均等化的主要原因

新中国成立至改革开放以前，我国政府将保障城乡居民健康权看成是社会主义制度的基本要求和重要目标，始终认为如果不能保证全体社会成员平等地享受医疗保障，就不能称得上真正的社会主义制度。在这种理念的指导下，我国医疗卫生事业发展是一种以国家为主导的低水平福利型模式，各级政府将大量的财政资源都用于促进卫生事业水平的提高，形成了健全的卫生服务网络，中国卫生事业特别是农村卫生事业所取得的成绩也被世界银行誉为"用最少的资金投入取得了最大收益"的中国模式。但是这种理念过度地将医疗卫生事业发展与社会主义联系起来，在实践中产生了不少问题。其中最大的问题就在于将大多数支出责任推给了政府，个人无须付出太多成本，这在很大程度上已经超过了当时低水平经济的承受力，加重了政府与企业的负担。而且这种国家埋单的方式也会导致社会成员失去努力工作的热情，不利于社会生产效率的提高。

改革开放以后，我国卫生事业的基本理念则出现了很大偏差。政府漠视公民健康权，将卫生事业发展所产生的各项支出看成是经济发展过程中的包袱，没有充分重视基本医疗卫生服务的公共属性，政府不断削减财政卫生投入，导致社会成员所获得的公共卫生资源极其有限，无法满足他们的正常需求。此外，卫生事业发展过程中产生了城市优先的发展理念，对农民实行了歧视性的区别对待。在上述错误的理念指导下，我国农村卫生事业发展实际上已经陷入停滞，而城市卫生事业发展开始了全面商业化和全面市场化的进程。在改革过程中，我国逐步降低了医疗卫生领域的各种门槛，将部分公立医疗机构性质转变为以利益最大化为目标的营利性机构。医院在改革过程中已经成为医护人员牟利的一种工具，其经营目标则转为为自身谋取更大的经济利益，医疗保障服务也成为等价交换的商品，相应的医疗卫生体制开始实行所谓优胜劣汰的竞争原则。不可否认的是，市场化改革能够在一定程度上提高我国医疗卫生体制运行的效率，为广大人民群众提供质量较高的医疗保障服务，但基本医疗卫生服务本身是一种正外部性很强的准公共产品，关系到全体公民的健康水平，政府在其提供过程中应当起到主导性作用，全面的医疗卫生体制市场化改革将导致严重的市场失灵现象。总体来说，我国20世纪80年代以来的医疗卫生体制市场化改革特别是农村卫生事业发展违背了正常发展的规律，出现了方向性的错误，引起了较为严重的后果，虽然富裕阶层的需求能够得到满足，但很多弱势群体特别是农民则被排除在医疗保障的覆盖范围之外。

2003年以来，我国基本医疗卫生服务领域的理念发生了转变。政府更加重视公民健康权，将保障城乡居民健康权看成是社会主义制度的重要目标，各级政府不断增加基本医疗卫生服务领域的政府财政投入，并将有限的财政资源向农村倾斜，使得农民所获得的公共卫生资源逐步增加。而且，政府将卫生事业发展看作是市场经济发展的重要组成部分，逐渐认识到了基本医疗卫生服务的公共属性。总体来说，这一阶段改革的重要特征就是均等化理念的回归，在卫生事业发展过程中引入了政府、市场相互合作的模式，既不能将缴费责任过多地推给政府，也不能实行全面市场化改革而致使基本医疗卫生服务公益性的缺失。

二 政府职能不到位

如何在政府和市场之间进行职能边界划分，是一个被人们经常谈论且常有争议性的话题。一般认为，政府应当作用于市场无法有效运转的领域，提供对社会有益且必需的基本医疗卫生服务、基础教育、基础设施等公共产品和公共服务。然而，改革开放以来，我国高速的经济发展速度却没有带来整体国民福利的提高，我国基本医疗卫生服务供给总量不足以及供给结构非均衡的问题愈演愈烈，而我国政府职能不到位是导致这种局面的重要原因。

（一）政府公共服务职能在不断弱化

在计划经济体制之下，中国建立了全能型政府模式，各级政府在社会、经济、文化等各个领域进行了全方位控制，为城乡居民提供了低水平、广覆盖的基本医疗卫生服务。但是这种管理模式缺乏对个人和单位的激励，导致基本医疗卫生服务供给效率低下，很难满足城乡居民的正常需求。在全能型政府模式之下，政府更加注重政治职能，而忽视了经济职能。而政府一般是通过行政强制手段直接管理经济，否认市场的作用。随着我国改革开放的深入，我国经济社会水平发展非常迅速，经济职能成为中央政府和地方政府最重要的职能，我国逐步从全能型政府模式转变为经济职能型政府模式，政府成为经济发展最重要的促进力量之一。在经济职能型政府模式下，与不断扩张的政府经济职能相比，政府公共服务职能在不断弱化，主要表现为以经济建设为中心的发展模式导致大量的社会公共资源用于经济领域，而中央政府没有为农村基本医疗卫生服务投入足够的经济资源，地方政府受到自身财力所限也没有建立完善的基本医疗卫生服务制度。城乡居民则出于对政策的不信任或者受到收入较低所限，导致很多城乡居民没有为基本医疗卫生服务埋单的动力，影响了政策制定者所设定的为城乡居民提供均等化基本医疗卫生服务的目标。

（二）基本医疗卫生服务领域政府职能的"越位"与"缺位"

从经济学的角度来看，医院属于准公共产品，具有一定私人品的特征，而公共卫生服务属于纯公共产品，投向公共卫生服务的资金能够更好地提高社会效益。目前，我国政府将过多的资金用于城市大医院建设，政府中用于传染病控制、妇幼保健等公共卫生服务领域的资金却在不断缩减，导致我国很多基层妇幼保健部门和疾病防疫部门难以保证机构正常运转，削弱了这些公共卫生机构职能的发挥。可以说，我国对城市大医院过多的补助是一种政府职能"越位"的表现，意味着政府将有限的卫生资源主要用于改善城市居民的医疗条件。而公共卫生服务领域投入不足则是一种政府职能"缺位"现象，将导致广大人民群众特别是农民所获得卫生资源在减少。

（三）基本医疗卫生服务领域的政府"寻租"

政府参与基本医疗卫生服务应有合理的程度，当政府权力膨胀，行为得不到社会各界有效的监督时，这就将给政府行政官员寻租提供了足够的空间。在我国很多地方，非正式支付①成为基本医疗卫生服务配置的重要方式，这种支付方式直接导致了卫生资源利用不公，造成我国农民要付出更大的医疗成本。当前，我国基本医疗卫生服务领域的政府"寻租"主要表现在以下三个方面：一是贿赂行为增加。在药品以及医疗设备采购过程中，厂商为逃避监管可能会出现贿赂政府官员的行为，这将导致药品以及医疗设备价格虚高且质量低下的局面。二是不正之风盛行。很多医疗卫生官员贪污或者挪用公款，导致不正之风盛行，医疗卫生机构尤其是基层卫生机构缺少资金。三是监管不力。政府官员对基本医疗卫生服务领域监管不力，导致基层卫生服务质量无法得到保证，患者利益受到影响。

（四）政府官员考评机制不科学

我国属于中央集权制国家，政府官员特别是地方政府官员对辖区内公共事务拥有绝对主导权，社会公众对官员的约束力非常弱，因此，我国需要制定有效的机制，确保能对政府官员的政务活动进行有力的监督，其中最有效的方法之一就是建立科学的政府官员考评机制。在当前我国政治考核体制之下，上级部门制定本辖区内社会经济发展任务，按照一定方法将任务分解并向下级部门下达，在考核过程中，上级政府对下级政府官员的考评机制与当地经济发展水平挂钩，形成了以 GDP 为核心的政绩考评机制，放大了地方政府官员从增加当地财政收入中所获得的好处。总体来说，我国当前政府官员考评机制绩效评价很不科学。一方面，导致了地方政府官员严重缺乏提供基本医疗卫生服务的动力。由于地方政府官员无须对辖区内居民负责，故在地方政府每年的工作计划中，地方政府官员的工作宗旨已非提供更优质的医疗卫生服务，如何更好地完成上级下达的任务才是头等大事。另一方面，引起了严重的地方政府治理危机。地方政府为了获得更大的经济利益，造成了很多地区内部较严重的冲突，这突出体现在我国近年来愈演愈烈的征地冲突中，引

---

① 所谓非正式支付，指的是患者在就诊过程中通常会向医护人员支付额外的费用，以获得质量更高的医疗保障服务。

起了严重的地方政府治理危机。

三 财政体制运行不畅

财政制度变迁是一个更优越的新制度取代旧制度的过程。制度安排能否发挥作用，不仅取决于制度本身的合理程度，而且还取决于该制度和其他制度是否能够很好地融合并发挥其有效性。社会经济机构中的各项制度和谐契合能够促进事业的发展，但是如果制度之间存在重大冲突则会导致社会经济的运行受到极大的影响。制度变迁通常具有路径依赖的特征，即初始制度的安排会对制度变迁过程产生很大的影响。

（一）分税制财政体制运行过程中政府财权事权不匹配

按照地方政府在财政体制内的独立程度，根据我国实践并参照国外财政体制划分情况，自新中国成立以来，我国采用过的财政体制大体可分为三种类型，即统收统支财政体制、财政包干财政体制和分税制财政体制。我国于1994年进行了分税制财政体制改革，这次改革最重要的调整就是重新确立了中央级财政与省级财政之间的财政关系。在调整过程中，中央政府重新获得了足够的财权，如表5-1所示，中央政府财政收入从2001年的8582.74亿元上升至2012年的56175.2亿元，中央政府财政收入占全国财政收入的比例基本维持在50%左右；而同期中央政府财政支出占全国财政总支出的比重却在逐渐地下降，从2001年的31%下降到了2012年的15%。然而，这次分税制财政体制改革对省以下财政关系却没有加以明确，省级财政和市级政府为保证满足对资金的需求，通常会对有限的财权进行了再次集中，直接导致基层财政的收入来源受到了很大的限制，全国很多基层财政陷入了困境。此外，中央政府为进一步减轻农民负担，促进农村经济发展，于2003年在全国范围开展农村税费改革，并于2006年全面取消了农业税。农业税取消对基层财政影响极大，其面对如何提高公共服务服务数量和质量以及如何落实中央政策减轻农民负担的两大棘手难题。为满足支出需求并完成各项职能，乡镇政府只能通过自筹资金的方式取得资金。

表 5 – 1 财政收支总额

年份	中央财政收入(亿元)	地方财政收入(亿元)	中央财政收入/全国财政收入(%)	中央财政支出(亿元)	地方财政支出(亿元)	中央财政支出/全国财政支出(%)
2001	8582.74	7803.3	52	5768.02	13134.6	31
2002	10388.6	8515	55	6771.7	15281.5	31
2003	11865.3	9849.98	55	7420.1	17229.9	30
2004	14503.1	11893.4	55	7894.08	20592.8	28
2005	16548.5	15100.8	52	8775.97	25154.3	26
2006	20456.6	18303.6	53	9991.4	30431.3	25
2007	27749.2	23572.6	54	11442.1	38339.3	23
2008	32680.6	28649.8	53	13344.2	49248.5	21
2009	35915.7	32602.6	52	15255.8	61044.1	20
2010	42488.5	40613	51	15989.7	73884.4	18
2011	51327.3	52547.1	49	16514.1	92733.7	15
2012	56175.2	61078.3	48	18764.6	107188	15

资料来源:《中国统计年鉴》(2013年)。

与此同时,基层财政的事权却并没有减少。目前,我国相关法律对各级政府在基本医疗卫生服务领域的事权范围做了一般性的划分,但是这种划分不明确,造成了某项具体职能特别是某项跨区域基本医疗卫生服务的事权划分上会发生争议。当发生争议时,上级政府一般通过行政权力强制将具体职能下移给低层次的政府或者通过各级政府间的谈判加以解决,随意性很强,通常会将很多基本医疗卫生服务的事权责任下放到了县、乡级政府,导致基层财政要承担包括基本医疗卫生服务、基础教育、基础设施、社会优抚等在内的众多公共服务支出。基层财政为保证机构的正常运转以及各项职能的实现,只能通过各项其他形式的自筹资金来满足支出需求,而基层政府的财力有限,造成了农村医疗卫生服务提供的困难。当基层财政发生困难时,县乡政府经常会把支出责任转移给农民,由农民个人承担自身的医疗卫生费用。此外,基层政府还会把基本医疗卫生服务支出责任推给基层妇幼保健部门和疾病防疫部门等农村卫生服务机构。为了保证自身正常运转，我国很多农村卫生服务机构只能依靠"以药养医"取得收入，削弱了这些公共卫生机构职能的发挥，增加了农民的负担。

综上所述，我国当前中央政府与地方政府在基本医疗卫生服务领域的权利和义务失衡较严重，其中最重要的原因就在于上级政府绝对权威地位及其自利行为，且基层政府因财权不足而承担了过多的事权责任。财政体制运行过程中基层政府财权事权不匹配是影响城乡基本医疗卫生服务非均等化的重要原因。

（二）卫生财政转移支付制度不健全

当一个国家财权事权划分不匹配时，通常会利用各级政府间的转移支付制度来加以调整，但是我国当前卫生财政转移支付制度还不是很健全，并没有很好地起到弥补城乡居民享有基本医疗卫生服务差异的作用。

1. 一般性转移支付作用有限

在国外很多国家，一般性转移支付是中央政府向地方政府转移支付的最重要形式，这将赋予地方政府更大财力面向国民提供公共服务，但是我国当前的一般性转移支付绝对规模较小，调控能力有限。而且，我国一般性转移支付大小主要是通过"基数法"来确定的，这种方法最明显的缺陷就在于没有考虑到不同地区实际收支情况，缺乏科学的标准，将各级政府间财力非均衡状况加以固化。因此，我国当前一般性转移支付制度的财力均等化作用有限，无法有效起到城乡基本医疗卫生服务均等化的作用。

2. 专项转移支付运行不规范

目前，我国政府转移支付的方式主要是以专项转移支付为主，其规模已经占到了全部转移支付规模的50%以上，但是目前我国专项转移支付运行不规范，存在着很多问题。首先，我国当前的卫生专项转移支付大多数情况只能是在矛盾激化的情况下才会引起重视，既没有确定的支出原则也没有制度上的资金支出保障，这种做法降低了转移支付资金的使用效率，难以及时解决农村医疗卫生的问题，影响了政府转移支付制度的效果。其次，由于专项转移支付一般要求地方政府予以资金上的配套支持，而农村财政财力很弱，可投入配套资金小于城市财政。最后，我国专项转移支付的资金拨付同样缺乏科学的标准，存在着很多人为因素的干扰。上述三个问题导致了很大部分专项转移支付都流向了城市，而农村所获得的专项拨款非常有限，这也在很大程度上加深了城乡基本医疗卫生服务非均等化的程度。

3. 缺少横向转移支付

我国转移支付制度结构主要是以中央政府对地方政府的纵向转移支付为主，而我国现行东部发达省市对西部省份的对口帮扶体系可以理解为是具有中国特色的横向转移支付制度。对口帮扶制度在我国最初开始于20世纪70年代末期，其目的是促进落后地区与边境地区经济发展。总体来说，我国横向转移支付使用较少，缺乏制度上的保障，纵向转移支付这种比较单一的转移支付模式很难起到均衡地区间财力的作用，因此，我国政府间转移支付制度需要完善转移支付结构，探索横向转移支付实现的方式。

4. 转移支付制度缺乏科学性，决策过程不规范

卫生财政转移支付制度是一项重要的财政政策，但是我国当前的转移支付决策过程比较随意，缺乏科学的计算方法。确定受补助对象的过程也很不规范，通常并非根据受补助地区的需求来确定补助对象，而是由地方政府提出申请，由卫生部在各级地方政府间进行平衡划拨，以后年度以此为基数来进行确定的。总体来说，我国转移支付制度缺乏科学性，整个流程的透明度与公开性不高，造成了转移支付存在着一定的盲目性和随意性，科学程度不高，不能达到预期目的。

（三）财政卫生支出投入不足，农村卫生支出水平较低

1. 财政卫生支出总量不足

财政卫生支出是指在一定时期内政府将通过财政手段投入基本医疗卫生服务领域的预算资金拨款。财政卫生支出在一定程度上反映了政府通过财政手段在基本医疗卫生服务领域的参与程度，直接影响到城乡居民对基本医疗卫生服务的需求，制约着总体政府卫生

支出水平，充分体现着国家通过财政手段对公平与正义的追求。从我国财政支出结构来看，虽然政府有权对有限的财政预算资源进行优先顺序的使用，但是从现实情况来看，我国财政卫生支出并没有得到足够的重视。如表5－2所示，我国政府每年的财政卫生支出在不断地增加，财政卫生支出从2003年的1119.30亿元上升至2012年的8354.05亿元；但是公共卫生支出的增长幅度普遍低于GDP和财政支出的增长幅度，而且同期政府卫生支出占GDP和财政支出的比重缺乏弹性，上升速度缓慢，于2012年才分别达到1.61%和6.63%。这说明虽然我国公共卫生支出绝对规模在增加，但是相对规模增加速度并未随着我国经济发展而同步增长，基本医疗卫生服务领域没有得到财政的倾斜。此外，政府有限的财政卫生支出还经常会受到利益集团的左右，难以在实现城乡基本医疗卫生服务过程中发挥最大效用。

表5－2　　　　　　　　　　财政卫生支出情况统计

年份	财政卫生支出（亿元）	财政卫生支出占全国卫生总费用比例（%）	财政卫生支出占GDP的比例（%）	财政卫生支出占财政支出的比例（%）
2003	1119.30	17	0.82	4.54
2004	1373.84	18.1	0.86	4.82
2005	1550.12	17.9	0.85	4.57
2006	1781.64	18.1	0.84	4.41
2007	2581.00	22.3	1.00	5.18
2008	3590.24	24.7	1.19	5.74
2009	4824.02	27.5	1.42	6.32
2010	5734.37	28.7	1.43	6.38
2011	7474.19	30.7	1.58	6.84
2012	8354.05	30	1.61	6.63

资料来源：《中国统计年鉴》（2013年）。

2. 医疗卫生资源偏向于城市

在政府卫生支出规模不变的情况，必须通过优化卫生支出城乡结构效率提高城乡基本医疗卫生服务的供给水平。但是，在城乡分割二元经济结构之下，我国城乡差距在不断扩大，相应地，政府所制定和实施的医疗卫生财政政策也体现出城乡差别的二元性，我国的医疗卫生资源配置逐渐形成了重工业轻农业、重城市轻农村的二元格局。据2013年《中国统计年鉴》数据显示，2003年至2012年城市卫生总费用从4150.32亿元上升至21065.69亿元，同期农村卫生总费用从2433.78亿元上升至6781.15亿元，增长约1.8倍，但是农村卫生总费用占比也从44.4%下降至32.8%，以上数据说明我国医疗卫生资源分配偏向于城市，更多的医疗卫生资源投向了经济发展水平更高、经济效益更可观的城市，而乡镇卫生院所获得医疗卫生资源则逐步萎缩，导致我国医疗卫生服务水平存在着非常明显的城乡差别。在这种情况下，即使政府不断通过预算加大卫生支出规模，也很难提高卫生支出效率，更无法达到均衡的卫生资源配置状态。

四　城乡医疗卫生体制运行低效

（一）三大医疗保险制度分割运行

目前，我国实行的是三大医疗保险分割运行的制度，这三大保险制度分别是：面向企事业行政单位工作人员的城市职工基本医疗保险制度，面向城市居民的城市居民基本医疗保险制度以及面向农村居民的新型农村合作医疗制度。其中，持续时间最长、影响力最大的是城市职工基本医疗保险制度，该制度是在新中国成立以后长期实行的公费医疗制度基础之上演化而来的；我国于2007年7月颁布了《国务院关于开展居民基本医疗保险试点的指导意见》，随后全国各省纷纷建立了城市职工基本医疗保险制度；而我国于2003年正式启动新农合试点，2008年基本实现制度全覆盖。由于全国各地医疗保险制度在实施过程中有不同程度的差异，下面以某市为例，考察三种医疗保险制度在运行过程中的区别。

1. 参保对象比较

三大医疗保险制度的参保群体不同，对于参保对象的认定主要是按照城市居民和农村居民的户籍身份差别作为划分依据的，其中，城市职工基本医疗保险制度的覆盖对象是各种城市类型的企业、事业单位以及行政单位的职工，其覆盖范围比较小，并非面向所有城市居民，保障范围主要包括门诊费用以及住院费用等；城市居民基本医疗保险制度的覆盖范围则主要包括城市中学和小学阶段的学生、老年城市居民和生活上有困难的重度残疾人，保障范围则主要包括门诊就医所发生的大病费用和住院费用；而新型农村合作医疗制度的覆盖范围则主要是农民，保障范围主要包括大病统筹和住院费用。目前，我国三大医疗保险制度的参保群体存在着一定的重合，相互间存在着竞争关系，以农民工为例，既可以参加新农合，也可以以某企业职工身份参加城市职工医保。

2. 筹资机制比较

三大医疗保险制度的筹资方式也存在着一定的区别：城市职工基本医疗保险制度保险费主要是通过城市职工工作单位与职工自身完成资金筹集的，其中，单位每个月按照职工工资水平的8%缴费，个人则按照工资水平的2%进行缴费，城市职工基本医疗保险制度的医保基金运行采取统筹基金与参保个人账户相结合的模式；城市居民基本医疗保险制度保险费则主要是通过社会成员自身缴费，国家给予一定补助完成资金筹集的，城市居民基本医疗保险制度的医保基金则不设立个人账户；而新型农村合作医疗制度保险费则主要依靠农民自身缴费、集体出资、政府扶持三个方面完成资金筹集，在医保基金中设立了个人账户。

3. 医疗卫生费用报销比较

三大医疗保险制度的费用报销方式也存在着一定的区别，主要表现在以下三个方面：第一，起付标准的区别。城市职工基本医疗保险制度主要是根据患者所就诊不同档次的医院制定一定标准；城市居民基本医疗保险制度则主要根据学生、老人和其他参保人员的身份以定额的方式确定了起付标准；新型农村合作医疗制度也主要按照就医机构的类别确立了起付标准。第二，关于住院最高报销额的区别。城市职工基本医疗保险制度最高报销额度不得超过当年平均工资的5倍；城市居民基本医疗保险制度则规定了学生、老人以及其他纳入低保人员的最高报销金额，其中学生每年报销金额最高不超过 15 万元，而老年人每年报销费用不得高于 10 万元；新型农村合作医疗制度主要是规定农村每个家庭每年的就医报销费用不得超过 8 万元。第三，费用报销比例的区别。城市职工基本医疗保险制度在执行过程中，要求参保人员门诊就医费用与药品购买费用通过个人账户付款，余额不足的自行支付，对于参保人员住院费用由社会统筹资金支付最高报销金额的 60%；城市居民基本医疗保险制度的报销比例则根据住院医院的级别有所不同；新型农村合作医疗制度的报销方式与城市居民医保类似，根据住院医院级别而有所不同。

4. 管理机构比较

城市职工基本医疗保险制度的管理比较规范，能够提供较完善的医疗卫生和服务，管理机构为当地社保部门，而统筹的层次主要是当地市级统筹；城市居民基本医疗保险的管理机关同样是当地的社保部门，目前在我国主要是以县级统筹为主，在运行过程中接受当地社保部门与财政部门的双重监督；新型农村合作医疗制度主要是在卫生部门的领导之下发展起来的，目前只实现了县级统筹，在运行过程中主要受到当地的农村合作医疗监管会的监督。

综上所述，我国现行的三种医疗保险制度是相互割裂运行的，由此也会导致我国医疗保险制度的城乡二元分割问题。第一，覆盖群体城乡有别。目前三大医保制度的覆盖群体主要是根据城乡户籍和是否就业来加以确定，存在着严重的城乡二元分割的特征，更导致了相当一部分居民被排除在覆盖范围之外，致使很多居民由于收入较低处于无钱看病的境地，难以实现城乡居民共同享有医疗保险服务的目标。第二，保障水平城乡有别。三大医疗保险制度的保障水平差别很大，城市职工基本医疗保险制度的管理水平最高，能够提供更优质的医保服务，而城市居民医保和新农合所提供的医保水平则要差很多。第三，管理机构城乡有别。我国当前对城乡医疗卫生机构实行的是分割式管理，这种城乡分割管理模式虽然具有一定的现实意义，但从长远来看会给医疗卫生服务事业发展带来很大阻碍。分散化管理不仅提高了医疗卫生制度的运行成本并降低了卫生管理部门的行政效率，而且也限制了信息的传递效率与资源整合的效率。

（二）城乡基本医疗卫生服务领域法律法规不完善

20 世纪 80 年代以来，党中央、国务院以及各级地方政府为规范基本医疗卫生服务领域行为，促进基本医疗卫生服务事业的进步，出台了众多法律、法规和规章制度，初步形成了我国基本医疗卫生服务的制度框架体系（详见表 5 - 3），为保证我国城乡基本医疗卫生服务均等化提供了制度保障。我国政府近年来为满足城乡居民对基本医疗卫生服务的迫切需求，纷纷加大了财政卫生资源投入力度，但资金实际使用效果特别是投向农村的资金使用效果却不是很理想，其中很重要的原因就在于我国基本医疗卫生服务领域相关制度建设不够完善，相关制度安排比如资金筹集方法、法定医保参保率、费用支付机制以及监管制度等城乡差异较大。而且，我国当前的制度框架并未打破城乡二元医疗保障体系，无法对农民和城市低收入水平人群的合法权益起到有效的保障作用。而且，现有医疗卫生法律法规过度细化，不能形成一个统一的整体，也未就如何保障政府供给城乡基本医疗卫生服务的财力支持出台明确的规定。

表 5 - 3　城乡基本医疗卫生服务均等化相关制度建设框架体系

层次	时间	政策
宪法	1954 年 9 月	《中华人民共和国宪法》
基本医疗卫生服务领域相关法律	1989 年 2 月	《中华人民共和国传染病防治法》
	1998 年 6 月	《中华人民共和国执业医师法》
基本医疗卫生服务领域相关规章制度	1982 年 3 月	《关于重申不得用公费医疗、劳保医疗经费报销自费药品和非治疗性商品的规定》
	1989 年 8 月	《公费医疗管理办法》
	1994 年 4 月	《关于职工医疗制度改革的试点意见》
	1998 年 12 月	《关于建立城市职工基本医疗保险制度的决定》
	2002 年 10 月	《中共中央、国务院关于进一步加强农村卫生工作的决定》
	2003 年 1 月	《关于建立新型农村合作医疗制度意见的决定》
	2009 年 4 月	《关于深化医疗卫生体制改革的意见》
	2009 年 1 月	《2009 年至 2011 年深化医药卫生体制改革方案》

层次	时间	政策
基本医疗卫生	1994 年 2 月	《医疗机构管理条例》
服务领域相关	2002 年 4 月	《医疗事故处理条例》
行政法规	2006 年 3 月	《艾滋病防治条例》

资料来源：笔者根据有关资料整理。

（三）缺乏城乡基本医疗卫生服务均等化标准

为了促进基本医疗卫生服务事业的发展，自 20 世纪 90 年代以来，我国出台了一系列基本医疗卫生服务标准，如新农合参保标准、新农合覆盖率标准、城市社区医疗点覆盖标准等相关规定，这些规定的出台对规范基本医疗卫生服务供给起到了积极作用。但是现行基本医疗卫生服务标准内容比较零散、不够全面，而且多数为数量标准，很少有质量方面的标准，不能对基本医疗卫生服务供给各个阶段作全面、完整的考核。而且，目前我国现有部分基本医疗卫生服务标准还比较模糊，没有明确关于基本医疗卫生服务具体项目的最低标准以及与之进行调整的依据等重要内容。在我国，地方政府是基本医疗卫生服务的责任主体，各地政府都会根据本地实际制定一系列本地标准，因此，我国基本医疗卫生服务标准制定有地方化的趋势，没有形成全国统一的基本医疗卫生服务标准。

五 城乡二元分割经济结构

城乡二元分割经济结构在我国主要体现为城市与农村发展相互割裂，且城市与农村两部门在经济发展水平、人口素质、福利水平等各方面差距明显。这种城乡分割的二元体制主要是由于我国长期实行的社会经济政策所造成的。1953 年至 1958 年，中央政府实施了粮食统购统销的政策并在全国范围内推广了农村地区合作化，标志着城乡分割二元体制初步确立。1959 年至 1961 年，我国借助人民公社在全国的推广，实行工业产品和农业产品"剪刀差"的价格政策并加大了对重工业以及中大型城市的扶持力度，这些措施加快了城乡分割二元体制形成的速度。从 1961 年开始，为了控制城市人口，为城市发展减负，中央政府正式推行了城乡分割的户籍制度。

1962 年至"文化大革命"结束期间则是城乡分割二元体制进一步发展的时期。其中，具有标志性意义的事件是 1962 年 9 月中共中央确立了"以农业为基础，以工业为先导"的经济发展策略，要求各级政府加大打击城市与农村间各种商品交易的力度，并通过各种票据的实施流通严控社会产品的供应。1979 年至 1985 年，随着"文化大革命"的结束，我国开始了各项农村地区的改革，农村地区长期实行的人民公社制度被家庭联产责任制所取代。这一时期的集体经济迅速瓦解，农村生产力水平大大地提高，乡镇企业也逐渐增加，农民收入有了一定的提高，生活水平都有了很大的改善，农民可以自由到城市定居。这一时期我国城乡分割二元体制有一定的改善，城乡居民之间收入的差距也在逐渐缩小。从 1986 年开始，我国政府开始深化推行优先发展城市的改革开放战略，城乡分割二元体制逐渐固化，城乡居民之间的收入差距则迅速扩大。近年来，随着乡镇企业的快速发展，农村剩余劳动力大量向企业转移，农村经济有了明显的好转，这在某种程度上弱化了我国的城乡二元经济结构。但是，我国农民当前依旧处于社会的最底层，城乡分割二元经济体制的转化依旧是一个长期的过程。二元经济结构下的"城市发展优先"制度极大地促进了城市经济的快速发展，城市居民的收入多于农民，可以更多地拥有政府所提供的各种诸如医疗卫生、教育和养老保险等优质基本公共服务。而农村社会经济的发展则极为缓慢，各项基本公共服务的供给不足，绝大多数农民被排除在享受各种最基本社会保障之外，所能够享受的基本医疗卫生服务严重不足。城乡二元经济结构使得城乡之间的发展差距越来越大，是社会经济发展的绊脚石和城乡医疗卫生服务非均等化的重要原因。

第二节　关键性影响因素与非均等化水平之间的关联度检验

一　灰色关联度分析法简介

在控制论中，研究者通常可通过颜色深浅度去描述信息的确定性，其中，用黑色形容信息非常模糊，不确定程度很高；用白色描述信息非常确定、明确；用"灰色"表示系统内部分信息较明确，部分信息则较模糊。而灰色关联度分析法是用于分析各种不确定的因素对主要研究变量的贡献度的一种数量分析方法。本书所涉及的灰色关联度计算步骤包括四个部分[①]：

第一步，确定灰色关联度研究过程中的参考序列以及比较序列，其中，参考序列为 $x_0 = \{x_0(k) \mid k = 1, 2, \cdots, t\}$，比较序列为 $x_i = \{x_i(k) \mid k = 1, 2, \cdots, t\}$，$i = 1, 2, \cdots, n$。

第二步，对所有进行研究的序列原始数据进行无量纲化处理。

$$x'_0 = \frac{x_0(k)}{x_0(1)}, \quad x'_i = \frac{x_i(k)}{x_i(1)}; \quad (k = 1, 2, \cdots, t; i = 1, 2, \cdots, n)$$

$$\xi_{0i}(k) = \frac{\Delta\min + \xi\Delta\max}{\Delta_{0i}(k) + \xi\Delta\max}, \quad \Delta_{0i} = |x'_0 - x'_i|, \quad \Delta\max = \max_i \max_k \Delta_{0i},$$

$$\Delta\min = \min_i \min_k \Delta_{0i}$$

第三步，计算参考序列与各比较序列之间的关联系数，公式为：

其中，ξ 为分辨系数，$0 < \xi < 1$，本书中 $\xi = 0.5$。

第四步，将所求关联系数去平均值，最终得到灰色关联度。灰色关联度大小在 0—1，取值越小，参考序列和比较序列间整体协调度越低，比较序列对参考序列的影响程度也较小；取值越大，参考序列和比较序列间整体协调度越高，比较序列对参考序列的影响程度也较高。本书参考王成璋（2008）等所提出的划分标准，当灰色关联度在 0.8—1，协调等级为高度协调；当灰色关联度在 0.6—0.8，协调等级为一级协调；当灰色关联度在 0.4—0.6，协调等级为二级协调；当灰色关联度在 0.2—0.4，协调等级为二级不协调；当灰色关联度在 0—0.2，协调等级为一级不协调。

二　指标与数据选取

本节主要分析各关键性因素与城乡基本医疗卫生服务均等化之

---

① 杨伟锋、刘永萍：《新疆城乡居民收入分配差距的关联分析——基于灰色关联理论》，《兵团教育学院学报》2010 年第 1 期。

间的关联度，实证分析的时间跨度是 2003—2012 年。参考已有较为权威的研究成果，结合我国的实际情况，根据前文分析，总共选取了各关键性因素中可能影响到城乡基本医疗卫生服务均等化的 10 个变量，其中，X0 表示前文所计算出的城乡基本医疗卫生服务均等化水平。其他变量还有：（1）表示城乡二元经济结构的变量：X1 为二元结构系数、X2 为城市化水平、X3 为基尼系数、X4 为城乡国内生产总值之比。（2）财政运行过程相关变量：X5 为财政卫生支出、X6 为地方财政支出、X7 为地方财政收入。（3）医疗卫生体制运行过程相关变量：X8 为甲乙法定报告传染病发病率、X9 为病床使用率、X10 为每千人口卫生技术人数。所涉及数据主要来源于历年《中国卫生统计年鉴》、《中国统计年鉴》和统计局网站。

三　定量结果分析

本书利用灰色关联度分析法，测量了各关键性因素相关变量与城乡基本医疗卫生服务均等化水平的关联度，计算结果见表 5 – 4。

表 5 – 4　各变量与城乡基本医疗卫生服务均等化水平的关联度

年份	X1	X2	X3	X4	X5	X6	X7	X8	X9	X10
2003	0.632	0.665	0.395	0.474	0.865	0.591	0.491	0.632	0.583	0.731
2004	0.667	0.712	0.384	0.432	0.742	0.621	0.391	0.521	0.478	0.747
2005	0.767	0.649	0.456	0.554	0.749	0.569	0.372	0.632	0.565	0.789
2006	0.686	0.662	0.424	0.543	0.642	0.595	0.346	0.632	0.567	0.615
2007	0.554	0.761	0.405	0.598	0.741	0.536	0.423	0.712	0.521	0.836
2008	0.778	0.621	0.442	0.512	0.811	0.587	0.453	0.563	0.526	0.747
2009	0.572	0.688	0.552	0.525	0.758	0.581	0.442	0.581	0.568	0.678
2010	0.623	0.674	0.471	0.639	0.754	0.478	0.452	0.611	0.554	0.632
2011	0.645	0.685	0.575	0.578	0.835	0.514	0.362	0.643	0.512	0.768
2012	0.622	0.621	0.495	0.519	0.751	0.535	0.395	0.578	0.435	0.645
关联度均值	0.655	0.674	0.460	0.537	0.765	0.561	0.413	0.611	0.531	0.719
关联度排序	4	3	9	7	1	6	10	5	8	2

从城乡二元经济结构各影响因素（X1、X2、X3、X4）与城乡基本医疗卫生服务均等化水平的关联度均值来看：二元结构系数是所选取的四个指标中影响较大的因素，关联度达到0.655，说明我国城乡二元经济结构对我国城乡基本医疗卫生服务水平有重大影响；城市化水平的关联度均值达到了0.674，说明城市化进程制约着城乡基本医疗卫生服务均等化的实现；基尼系数和城乡国内生产总值之比的关联度均值分别达到了0.460和0.537，说明我国收入分配状况和经济发展水平对城乡基本医疗卫生服务均等化水平也有较大影响。财政运行过程相关变量（X5、X6、X7）与城乡基本医疗卫生服务均等化之间的关联度均值分别达到了0.765、0.561、0.413，说明公共财政制度运行与城乡基本医疗卫生服务均等化有着密切联系，公共财政制度的实施是为保证政府各项职能的实现，政府应当通过财政手段不断加大对卫生资源的投入力度，优化财政卫生支出结构，切实担负起基本公共医疗卫生服务领域的重要责任。从医疗卫生体制运行过程相关变量（X8、X9、X10）与城乡基本医疗卫生服务均等化水平之间的关联度来看，关联度均值分别达到了0.611、0.531和0.719，说明医疗卫生体制运行影响我国城乡基本医疗卫生服务均等化关键性因素，我国医疗卫生体制运行低效是导致城乡基本医疗卫生服务非均等化的重要原因。

第三节　城乡基本医疗卫生服务非均等化影响因素的面板数据分析

一　模型构建与变量选择

为进一步探讨我国城乡基本医疗卫生服务非均等化的成因，构建下面回归方程：$Q_{it} = c + \alpha_1 BZSR_{it} + \alpha_2 CZWSZC_{it} + \alpha_3 JJSP_{it} + \alpha_4 WSTZ_{it} + \mu_{it}$。其中，$\alpha_1$、$\alpha_2$、$\alpha_3$、$\alpha_4$表示影响系数；$\mu$表示随机变量；用$i$表示各个省份；$t$表示时间；$Q$表示城乡基本医疗卫生服务均等化水平，为保证数据的可得性，用农村居民人均医疗保健支出÷城镇居民人均医疗保健支出表示；*BZSR* 表示转移支付制度实施情况，用各省所取得的中央补助收入表示；*CZWSZC* 表示各省的财政医疗卫生支出；*JJSP* 表示经济发展水平指标，用人均国民生产总值表示；*WSTZ* 表示医疗卫生体制影响因素，用每千人口拥有病床数表示。所有原始数据来源于历年《中国卫生统计年鉴》、《中国统计年鉴》、《中国人口统计年鉴》，对涉及货币单位的指标按照2000 年价格指数进行了价格平减。为保证数据的可得性，本书实证分析的时间跨度是 2000—2012 年，选取了我国大陆除西藏以外的30 个省、市、自治区。

二 模型选择

由于不同的面板数据模型适用于解决不同的具体问题，因此如何选择面板数据模型是进行实证分析的首要问题。到底选用哪种模型，需要用 F 检验和 Hausman 检验来佐证，检验的结果如表 5 – 5 和表 5 – 6 所示。关于混合模型、变截距模型与变系数模型的选择，可以采用 F 统计量进行判定，经计算得到 F = 154.532436，样本数据符合变截距模型；关于固定效应模型和随机效应模型的选择，可以采用 Hausman 提出的基于随机效应估计量与固定效应估计量二者差异的检验进行判定，经计算得到 Hausman 检验的统计量是117.765422。综合起来，本书选用固定效应变截距模型进行回归分析。

表 5 – 5 　　　　　　　　　F 检验结果

效应检测	统计值	P 值
F 统计量	154.532436	0.0031

表 5 – 6 　　　　　　　　　Hausman 检验结果

效应检测	统计值	P 值
Hausman 检验结果	117.765422	0.0421

三 实证分析与计量结果

利用 Eviews 5.0 软件对样本数据进行回归，回归结果显示了各自变量相对于因变量的系数和显著性（见表 5 - 7），一是财政卫生支出、人均国民生产总值和每千人口拥有病床数通过了显著性检验。其中，均等化水平与我国财政卫生支出之间存在着正相关关系，影响系数为 1.01345，意味着财政卫生支出每提高 1%，则均等化水平将同方向变动 1.01345%，说明政府财政卫生支出对缩小非均等化程度有较大作用；均等化水平与我国人均国民生产总值之间存在着正相关关系，影响系数为 0.46213，意味着人均国民生产总值每提高 1%，则均等化水平将同方向变动 0.46213%，说明经济发展水平能够在一定程度上提高均等化水平；城乡基本医疗卫生服务均等化水平与每千人口拥有病床数之间也存在着正相关关系，影响系数为 0.23234，意味着每千人口拥有病床数每提高 1%，则城乡基本医疗卫生服务均等化水平将同方向变动 0.23234%，说明医疗卫生体制运行对均等化水平也有一定影响。二是中央补助收入未通过显著性检验，说明我国当前转移支付制度没有能够起到提高城乡基本医疗卫生服务均等化水平的作用。

表 5 - 7　　　　　　面板数据模型的估计结果

变量	估计结果	T 统计量
ln_ $BZSR$	0.02312 *	2.367547
ln_ $CZWSZC$	1.01345 ***	14.654378
ln_ $JJSP$	0.46213 ***	4.980150
ln_ $WSTZ$	0.23234 **	2.254683
C	- 0.964254 **	- 2.756328
拟合优度	0.6231	
面板模型类型	固定效应变截距模型	

注：***、**、* 分别表示系数在 0.01、0.05、0.1 的显著性水平上显著。

四 结论

本节基于 2000—2012 年的省级面板数据，对影响城乡基本医疗卫生服务均等化的因素进行了实证分析。从分析结果来看：财政卫生支出和经济发展水平对均等化水平的提高有较大影响，财政支出与经济发展水平越高，均等化水平也就越高；医疗卫生体制运行对均等化水平也有一定影响。但是，我国转移支付制度的作用有限，没有能够起到提高城乡基本医疗卫生服务均等化水平的作用。

第四节　城乡基本医疗卫生服务非均等化的效应分析

城乡基本医疗卫生服务非均等化引发了一系列的负面效应，本节主要分析非均等化水平对城乡居民收入分配和我国经济增长水平的影响程度。

一　研究方法

（一）单整与单位根检验

假定存在着时间序列 X_t，当 X_t 进行第 $n-1$ 次差分后是一个非平稳过程，而 X_t 经过 n 次差分后变成一个平稳的自回归滑动平均模型（ARMA 过程），则 X_t 被统计学家命名为 n 阶单整，记为 $I(n)$。而所谓单位根检验的主要目的是用于检验 X_t 是否为平稳的过程，并推断 n 的具体阶数。判别方法是通过 ADF 检验。

在 ADF 检验中，单位根检验的回归方程为：

$$\Delta x_t = (\rho - 1)x_{t-1} + \sum_{i=1}^{p} \theta_i \Delta x_{t-i} + \varepsilon_t$$

该方程称为模型 I 。如果包含常数项，则为模型 II ：

$$\Delta x_t = \alpha + (\rho - 1)x_{t-1} + \sum_{i=1}^{p} \theta_i \Delta x_{t-i} + \varepsilon_t$$

当研究者再加入时间趋势项，则为模型 III ：

$$\Delta x_t = \alpha + \beta t + (\rho - 1)x_{t-1} + \sum_{i=1}^{p} \theta_i \Delta x_{t-i} + \varepsilon_t$$

检验时从模型 III 开始，然后模型 II 、模型 I ，当检验结果拒绝零假设，即原序列不存在单位根，为平稳序列，停止检验。

（二）协整关系检验

对两个序列变量之间的协整关系通常可采用最小二乘估计法来进行。设 y_t 和 x_t 均为 I（1）变量，首先用 OLS 法建立模型，进行协整回归：

$$y_t = \alpha x_t + \varepsilon_t$$

$$\widehat{y_t} = \alpha \widehat{x_t} + \varepsilon_t$$

$$\widehat{e_t} = y_t - \widehat{y_t}$$

若残差序列是平稳的，则认为变量 y_t 和 x_t 存在 0 阶协整关系，即存在长期均衡关系，否则就不存在协整关系。

（三）误差修正模型

根据格兰杰（Granger）表示定理，如果变量之间存在协整关系，则这些变量必有误差修正模型表达式存在。如一阶线性自回归分布滞后模型 ADL（1，1）：

$$y_t = \beta_0 + \beta_1 y_{t-1} + \beta_2 x_t + \beta_3 x_{t-1} + \varepsilon_t$$

假定变量都具有平稳性，随机误差项 ε_t 不存在自相关和异方差，则经过简单的变换可得到误差修正模型：

$$\Delta y_t = \beta_0 + \beta_2 \Delta x_t + (\beta_1 - 1)\left(y - \frac{\beta_2 + \beta_3}{1 - \beta_1}x\right)_{t-1} + \varepsilon_t$$

其中，$(\beta_1 - 1)\left(y - \dfrac{\beta_2 + \beta_3}{1 - \beta_1}x\right)_{t-1}$ 称为误差修正项；$\left(y - \dfrac{\beta_2 + \beta_3}{1 - \beta_1}x\right)_{t-1}$ 表示 $t-1$ 期非均衡误差；$(\beta_1 - 1)$ 称为修正系数，表示误差修正项对 Δy_t 的修正速度。[①]

在误差修正模型中，各个差分项反映了变量短期波动的影响。被解释变量的波动可以看作被分为两部分：一部分是短期波动，另一部分是长期均衡。从短期看，经济系统对于长期均衡的偏离程度直接导致波动的振幅大小；从长期看，经济系统的内在机制会将短

---

① 李子奈、叶阿忠：《高等计量经济学》，清华大学出版社 2000 年版，第 51—56 页。

期波动自动地向长期均衡水平调整，（$\beta_1 - 1$）就是短期波动向长期均衡的校正速度。

（四）VAR 模型

VAR 模型，又被称作自回归向量模型，在计量经济学当中是被经常使用的一种计量模型，由普林斯顿大学著名经济学家克里斯托弗·西姆斯在 1980 年提出。自回归向量模型在构建过程中主要是利用当期变量对所有涉及变量的滞后变量进行回归，且没有实现约束条件。自回归向量模型近年来受到越来越高的重视。一个 VAR（p）的模型可以写成：$y_t = c + A_1 y_{t-1} + A_2 y_{t-2} + \cdots + A_p y_{t-p} + e_t$。

其中，c 表示的是常数项，A 表示矩阵，e 表示误差向量。

（五）格兰杰因果检验

格兰杰因果检验是一种检验在某一时段的时间序列对另一组时间序列的影响，从一种因果关系上预测两组数据之间的相互关系。在具体进行格兰杰因果关系检验过程中，须构建以下回归模型：

$$y_t = \sum_{i=1}^{m} \alpha_i x_{t-1} + \sum_{i=1}^{m} \gamma_i y_{t-1} + \xi_t$$

$$x_t = \sum_{i=1}^{m} \beta_i x_{t-1} + \sum_{i=1}^{m} \lambda_i y_{t-1} + \nu_t$$

如果在能够控制时间序列 y_t 在过去时段 m 的影响以后，x_t 仍旧能够解释 y_t，那么就认为变量 x 是变量 y 的格兰杰原因；相反，如果在能够控制时间序列 x_t 在过去时段 m 的影响以后，y_t 仍旧能够解释 x_t，那么就认为变量 y 是变量 x 的格兰杰原因。

二 城乡基本医疗卫生服务非均等化对城乡居民收入分配的影响

（一）城乡居民收入分配与城乡基本医疗卫生服务非均等化

当前，我国城乡居民收入分配差距在逐渐扩大，城市居民收入远高于农村居民，农民在社会经济生活中依然处于弱势地位。通过表 5-8 的数据我们可以了解到，从 1998 年到 2012 年，我国城市居民家庭可支配收入从 5425.1 元上升至 24564.7 元，同期农村居民家庭可支配收入则从 2162.0 元增加至 7916.6 元，城乡家庭可支配收入之比从 2.51∶1 扩大至 3.10∶1。由此可见，城乡居民家庭可支配收入在总量上存在着很大差距，且这种差距随着改革开放的深入还呈现出继续扩大趋势。在这样收入差距之下，城市居民尚能通过自身积累获取医疗保障服务。农民受制于低下的收入水平与不断高涨的医疗费用，逐渐陷入了"看病难、看病贵"的悲惨境地，并最终在贫困与疾病之间形成了严重的恶性循环。

城乡基本医疗卫生服务非均等化对城乡居民收入分配的影响主要表现在：如果政府在基本医疗卫生服务上的投入不足，那么必然增加社会成员卫生支出，增加弱势群体的负担。长此以往，势必将影响社会成员的身体素质，降低对农民基本健康权保障的能力。当前，大量农村人口"因病致贫、因病返贫"的现实已对我国城乡居民收入分配差距拉大造成了严重的影响。

表 5 - 8   1998—2012 年城乡居民家庭可支配收入比较

年份	城市居民人均家庭可支配收入（元）	农村居民人均家庭可支配收入（元）	城乡收入分配差距
1998	5425.1	2162.0	2.51
1999	5854.0	2210.3	2.65
2000	6280.0	2253.4	2.79
2001	6859.6	2366.4	2.90
2002	7702.8	2475.6	3.11
2003	8472.2	2622.2	3.23
2004	9421.6	2936.4	3.21
2005	10493.0	3254.9	3.22
2006	11759.5	3587.0	3.28
2007	13785.8	4140.4	3.33
2008	15780.8	4760.6	3.31
2009	17174.7	5153.2	3.33
2010	19109.0	5919.0	3.23
2011	21810.0	6977.0	3.13
2012	24564.7	7916.6	3.10

资料来源：2013 年《中国统计年鉴》。

（二）实证分析

1. 变量选取

本书主要通过协整理论分析城乡基本医疗卫生服务均等化水平与城乡居民收入分配的关系，并在协整检验基础上，构建城乡基本医疗卫生服务均等化水平与城乡居民收入分配之间的误差修正模型。本书城乡居民收入差距指标用（城市居民人均家庭可支配收入÷农村居民人均家庭可支配收入）表示，记为变量 $SRCJ$；城乡基本医疗卫生服务均等化水平根据前文计算而得，记为变量 GAP，时间跨度是2003 年至 2012 年。为了消除数据的异方差现象，我们首先将 GAP 和 SRCJ 两个变量分别进行对数处理，变换后的数列分别用 $\ln GAP$ 和 $\ln SRCJ$ 表示。

2. 实证分析过程

（1）平稳性检验

本书采用 ADF 检验数据的平稳性，其中 d 为一阶差分形式。结果如表 5 - 9 所示。

表 5 - 9　　　　　　　　ADF 检验结果① （GAP 和 SRCJ）

变量	检验形式	ADF 统计量	1% 的临界值	5% 的临界值	10% 的临界值
$\ln GAP$	$(c, 0, 1)$	- 2. 342430	- 4. 582648	- 3. 320969	- 2. 801384
$\ln SRCJ$	$(c, 0, 1)$	- 1. 489379	- 4. 582648	- 3. 320969	- 2. 801384
$d\ln GAP$	$(c, 0, 2)$	- 5. 626388	- 5. 626388	- 3. 694851	- 2. 982813
$d\ln SRCJ$	$(c, 0, 1)$	- 5. 747125	- 5. 604618	- 3. 694851	- 2. 982813

表 5 - 9 的检验结果显示，在 5% 的显著性水平之下 $\ln GAP$、$\ln SRCJ$ 是非平稳的，而 $d\ln GAP$ 和 $d\ln SRCJ$ 是平稳的，均为同阶单整序列变量，即 I（1）。可以进行下一步协整检验。

（2）协整检验

首先，作 $\ln GAP$ 和 $\ln SRCJ$ 两个变量的普通最小二乘法回归，可

---

① 检验形式 (c, t, p) 中的 c 表示常数项，t 表示趋势项，p 表示滞后项。

得下面回归方程：

$$\ln SRCJ = 1.075295 - 0.181586\ln GAP + \mu \qquad (5-1)$$
$$(18.04742) \qquad (-1.674341)$$

调整的 $R^2 = 0.89$ $F = 65.78671$

其次，对上述回归方程的残差序列 μ 进行单位根检验。检验结果见表 5-10。

表 5-10 残差项 ADF 检验结果（GAP 和 SRCJ）

变量	检验形式	ADF 统计量	1% 的临界值	5% 的临界值	10% 的临界值
μ	(0, 0, 2)	-3.411363	-2.937216	-2.006292	-1.598068

残差序列 $\mu = -1.075295 + 0.181586\ln GAP + \ln SRCJ$

由表 5-10 的数据可知，残差序列为平稳数列，表示 $\ln GAP$ 和 $\ln SRCJ$ 之间存在着协整关系。式（5-1）为协整模型，反映了城乡基本医疗卫生服务均等化水平与城乡居民收入差距的均衡关系，说明城乡基本医疗卫生服务均等化水平每提高 1%，则城乡居民收入差距将反方向变动 0.181586%。

（3）误差修正模型

根据 Engle 定理（1987），如果一组变量之间存在协整关系，那么协整回归总能被转换为误差修正模型。误差修正模型为：

$$\Delta\ln SRCJ = -0.136190\Delta\ln GAP - 0.324595\mu(-1)$$
$$(-0.136190) \qquad (-1.010277)$$

由此可见，城乡基本医疗卫生服务均等化水平对经济增长的短期弹性系数为 -0.136190，反向修正系数大小为 -0.324595。

（4）建立 VAR 模型

通过协整检验以及所构建的误差修正模型，可以看出 SRCJ 与 GAP 之间存在着均衡与短期修正的关系。为了研究均等化水平与城乡居民收入差距之间的动态冲击对所形成系统的影响，本书构建滞后期为 2 的 VAR 模型，所构建的 VAR 模型如下：

$$\ln GAP_t = -0.479 + 0.419\ln GAP_{t-1} - 0.945\ln GAP_{t-2}$$
$$+ 0.841\ln SRCJ_{t-1} - 0.229\ln SRCJ_{t-2}$$
$$\ln SRCJ_t = 0.3804 + 0.986\ln SRCJ_{t-1} - 0.365\ln SRCJ_{t-2} - 0.463\ln GAP_{t-1}$$
$$+ 0.335\ln GAP_{t-2}$$

图 5 - 1 是上述脉冲效应函数输出的结果，实线表示的是 1 单位脉冲效应函数的路径，而虚线部分则表示的是 2 个标准差的置信区间。其中，左上图表示的是城乡居民收入差距对自身响应函数的路径，响应路径有一定的起伏，从第 5 期开始基本趋于平稳；左下图反映的城乡基本医疗卫生服务均等化水平对城乡收入水平的影响，响应路径呈现出稳步上升直至平稳的趋势，这说明城乡基本医疗卫生服务均等化水平对城乡收入水平的影响在不断上升直至呈现出平稳趋势；右上图反映的是城乡收入水平对城乡基本医疗卫生服务均等化水平的影响，响应路径呈现出平稳趋势；右下图表示的是城乡基本医疗卫生均等化水平对自身响应函数的路径，响应路径基本上呈现出平稳趋势。

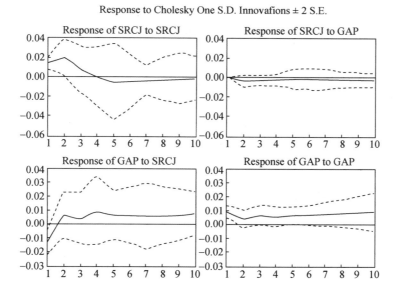

图 5 - 1　脉冲效应函数输出的结果（GAP 和 SRCJ）

（5）格兰杰因果检验

格兰杰因果检验的一个重要前提是检验的时间序列是平稳的，当变量为非平稳时间序列时，本来不相关的两个变量之间可能得出有因果关系的结论。本书的分析表明 dlnGAP 和 dln$SRCJ$ 是平稳的，均为同阶单整序列变量，即 I（1）。表 5-11 为格兰杰因果检验结果。

表 5-11　　　　格兰杰因果检验结果（GAP 和 SRCJ）

原假设	F 统计量	概率	判断结果
ln$SRCJ$ 不是 lnGAP 的格兰杰原因	1.66903	0.2439	不拒绝
lnGAP 不是 ln$SRCJ$ 的格兰杰原因	6.55540	0.0429	拒绝

从表 5-11 结果可以看出，在 5% 的显著性水平下，城乡居民收入差距不是城乡基本医疗卫生服务均等化水平的原因，城乡基本医疗卫生服务均等化水平是城乡居民收入差距的原因。

3. 结论

综合前面的分析可知，城乡基本医疗卫生服务均等化水平与城乡居民收入差距之间存在着协整关系，城乡基本医疗卫生服务均等化水平每提高 1%，城乡居民收入差距将反方向变动 0.181586%，在短期内，城乡基本医疗卫生服务均等化水平对经济增长的弹性系数为 -0.136190，反向修正系数大小为 -0.324595。因此，城乡基本医疗卫生服务均等化水平的提高能够在一定程度上缩小城乡居民收入差距。

三　城乡基本医疗卫生服务非均等化对经济增长的影响

（一）经济增长与城乡基本医疗卫生服务非均等化

随着改革开放的深入，我国已经初步建立起社会主义市场经济体制，我国社会生产力得到快速发展，我国每年的 GDP 都以 7% 左右的速度在快速增长。到 2012 年，全国 GDP 总量已经达到 509767 亿元，居全球第二位。但是，由于我国城乡在地理分布、政策制定以及社会观念等各方面存在着较大差异，造成了城乡经济增长处于非均衡发展的状态。从农村和城镇 GDP 的绝对规模①来看，农村GDP 从 1993 年的 14867.57 亿元上升至 2012 年的 189424.5 亿元，同期城镇 GDP 从 20466.35 亿元上升至 320342.55 亿元，城乡 GDP 水平都处于持续增长的过程中；但是农村 GDP 占全国 GDP 的相对比重从 1993 年的 42.08% 下降至 2008 年的 37.21%，呈现出下降的趋势（见表 5 - 12）。总体来说，我国城市经济发展具有明显优势，而且优势还在进一步扩大。这使得经济发达地区政府有足够财力保证基本医疗卫生的投入，基本医疗卫生服务的供给水平与质量处于领先地位，而我国广大农村地区财政则没有足够的财政支付能力保证卫生领域的有效供给。目前，大量农民缺乏基本医疗保障的现状已对我国国民经济发展以及国家政治的稳定性和社会公正、公平性造成了严重的影响。

表 5 - 12　　　　　1993—2012 年城乡国民生产总值对比

年份	全国 GDP（亿元）	城镇 GDP		农村 GDP	
		绝对规模（亿元）	相对规模	绝对规模（亿元）	相对规模
1993	35334	20466.35	57.92%	14867.57	42.08%
1994	48198	27904.76	57.90%	20293.1	42.10%
1995	60794	34342.51	56.49%	26451.22	43.51%
1996	71177	39846.59	55.98%	31330	44.02%
1997	78973	44112.63	55.86%	34860.4	44.14%
1998	84402	47744.35	56.57%	36657.93	43.43%
1999	89677	50363.12	56.16%	39313.93	43.84%
2000	99215	57427.46	57.88%	41787.1	42.12%
2001	109655	64804.14	59.10%	44851.03	40.90%
2002	125301	71751.64	57.26%	53549.01	42.74%

①　根据张应禄（2011）的计算方法，本书农村 GDP 计算公式为：农村 GDP = 第一产业 GDP + 乡镇企业第二产业 GDP + 乡镇企业第三产业 GDP；城镇 GDP = 全国 GDP - 农村 GDP。

续表

年份	全国 GDP（亿元）	城镇 GDP		农村 GDP	
		绝对规模（亿元）	相对规模	绝对规模（亿元）	相对规模
2003	135823	82273.75	60.57%	62663.7	46.14%
2004	159878	97214.63	60.81%	72373.85	45.27%
2005	184937	112563.52	60.87%	72373.85	39.13%
2006	216314	134979.67	62.40%	81334.75	37.60%
2007	265810	168356.7	63.34%	97453.6	36.66%
2008	314045	197175.7	62.79%	116869.7	37.21%
2009	340903	214226.76	62.84%	126676.2	37.16%
2010	401513	252314.68	62.84%	149198.3	37.16%
2011	472882	297163.65	62.84%	175718.4	37.16%
2012	509767	320342.55	62.84%	189424.5	37.16%

资料来源：根据历年《中国统计年鉴》、《中国乡镇企业统计资料》整理计算而得。

而城乡基本医疗卫生服务非均等化也将对经济增长产生一定影响。为了降低非均等化水平，就必须加大社会各方面卫生资源的投入，而这些资源的投入将促进卫生事业的发展，形成稳定的消费市场，扩大社会整体消费水平，具有非常明显的投资乘数效应。此外，为降低非均等化水平所产生的卫生资源投入将有利于人力资本的积累，这些人力资本水平的提高将进一步增进社会生产率以及资源使用效率。

（二）实证分析

1. 变量选取

本书主要通过协整理论分析城乡基本医疗卫生服务非均等化水平与我国经济增长之间的关系，并在协整检验基础上，构建城乡基本医疗卫生服务非均等化水平与我国经济增长的误差修正模型。本书经济增长指标用国民生产总值表示，记为变量 GDP，并对 GDP 进行了价格平减；城乡基本医疗卫生服务非均等化水平为前文计算而得，记为变量 GAP，时间跨度是 2003 年至 2012 年。为了消除数据的异方差现象，我们首先将 GAP 和 GDP 两个变量分别进行对数处理，变换后的数列分别用 $\ln GAP$ 和 $\ln GDP$ 表示。

2. 实证分析过程

（1）平稳性检验

本书采用 ADF 检验数据的平稳性，其中 d 为一阶差分形式。结果如表 5 - 13 所示。

表 5 - 13　　　　　　　ADF 检验结果① （GAP 和 GDP）

变量	检验形式	ADF 统计量	1% 的临界值	5% 的临界值	10% 的临界值
$\ln GAP$	$(c, 0, 1)$	- 2.342430	- 4.582648	- 3.320969	- 2.801384
$\ln GDP$	$(c, 0, 1)$	- 0.903709	- 4.582648	- 3.320969	- 2.801384
$d\ln GAP$	$(c, 0, 2)$	- 5.626388	- 5.604618	- 3.694851	- 2.982813
$d\ln GDP$	$(c, 0, 2)$	- 5.713435	- 5.604618	- 3.694851	- 2.982813

表 5 - 13 的检验结果显示，在 5% 的显著性水平之下 $\ln GAP$、$\ln GDP$ 是非平稳的，而 $d\ln GAP$ 和 $d\ln GDP$ 是平稳的，均为同阶单整序列变量，即 I（1）。可以进行下一步协整检验。

（2）协整检验

首先，作 $\ln GAP$ 和 $\ln GDP$ 两个变量的普通最小二乘法回归，可得下面回归方程：

$$\ln GDP = 15.15925 + 5.083640\ln GAP + \mu \qquad (5-2)$$
$$(49.58612) \qquad (9.137863)$$

调整的 $R^2 = 0.901$　　F = 93.95

其次，对上述回归方程的残差序列 μ 进行单位根检验。检验结果见表 5 - 14。

表 5 - 14　　　　残差项 ADF 检验结果 （GAP 和 GDP）

变量	检验形式	ADF 统计量	1% 的临界值	5% 的临界值	10% 的临界值
μ	$(0, 0, 1)$	- 4.752396	- 3.109582	- 2.043968	- 1.597318

① 检验形式 (c, t, p) 中的 c 表示常数项，t 表示趋势项，p 表示滞后项。

表 5 - 14 数据显示，残差序列为平稳数列，表示 lnGAP 和 lnGDP 之间存在着协整关系。式（5 - 2）为协整模型，反映了城乡基本医疗卫生服务均等化水平与我国国民生产总值的均衡关系，说明城乡基本医疗卫生服务均等化水平每提高 1%，则国民生产总值将同方向变动 5.083640%。

（3）误差修正模型

根据 Engle 定理（1987），如果一组变量之间存在协整关系，那么协整回归总能被转换为误差修正模型。误差修正模型为：

$$\Delta \ln GDP = 2.952610 \Delta \ln GAP + 1.845455 \mu(-1)$$

由此可见，城乡基本医疗卫生服务均等化水平对国民生产总值的短期弹性系数为 2.952610，反向修正系数大小为 1.845455。

（4）建立 VAR 模型

通过上述协整检验以及所构建的误差修正模型，可以看出 GDP 与 GAP 之间存在着长期均衡与短期修正的关系。为了研究城乡基本医疗卫生服务均等化水平与经济增长率之间的动态冲击所形成系统的影响，本书构建滞后期为 2 的 VAR 模型，所构建的 VAR 模型如下：

$$\ln GAP = -1.938 - 0.078 \ln GDP_{t-1} + 0.213 \ln GDP_{t-2} + 0.149 \ln GAP_{t-1} + 0.262 \ln GAP_{t-2}$$

$$\ln GDP_t = -0.912 + 0.834 \ln GDP_{t-1} + 0.214 \ln GDP_{t-2} - 0.256 \ln GAP_{t-1} - 0.548 \ln GAP_{t-2}$$

图 5 - 2 是上述脉冲效应函数输出的结果，实线表示的是 1 单位脉冲效应函数的路径，而虚线部分则表示的是 2 个标准差的置信区间。其中，左上图表示的是城乡基本医疗卫生服务均等化对自身响应函数的路径，响应路径一直为正，但是有一定的起伏，从第 4 期开始基本趋于平稳，说明城乡基本医疗卫生服务均等化会影响到以后均等化水平；左下图反映的是 GDP 对城乡基本医疗卫生服务均等化水平的影响，响应路径呈现出稳步下降直至平稳的趋势，这说明 GDP 的增长对城乡基本医疗卫生服务均等化水平的影响在下降直至呈现出平稳趋势；右上图反映的是城乡基本医疗卫生服务均等化水

平对经济增长（GDP）的影响，响应路径呈现出稳步上升直至平稳的趋势，这说明城乡基本医疗卫生服务均等化水平对 GDP 的影响呈现出不断上升的平稳趋势；右下图表示的是 GDP 对自身响应函数的路径，响应路径基本上呈现出平稳趋势。

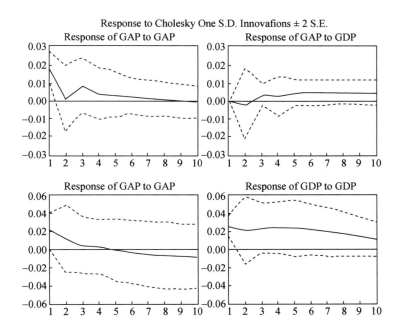

图 5 - 2　脉冲效应函数输出的结果（GAP 和 GDP）

（5）格兰杰因果检验

本书的分析表明 dlnGAP 和 dlnGDP 是平稳的，均为同阶单整序列变量，即 I（1）。表 5 - 15 为格兰杰因果检验结果。

表 5 - 15　　　　　格兰杰因果检验结果（GAP 和 GDP）

原假设	F 统计量	概率	判断结果
lnGDP 不是 lnGAP 的格兰杰原因	4.36651	0.0816	不拒绝
lnGAP 不是 lnGDP 的格兰杰原因	2.33612	0.1773	不拒绝

从表 5 – 15 结果可以看出，在 5% 的显著性水平下，$\ln GDP$ 不是 $\ln GAP$ 的原因，$\ln GAP$ 也不是 $\ln GDP$ 的原因。但是，在 20% 的显著性水平下，$\ln GDP$ 与 $\ln GAP$ 互为格兰杰原因。

3. 结论

综合前面的分析，可知城乡基本医疗卫生服务均等化水平与经济增长之间存在着协整关系，城乡基本医疗卫生服务均等化水平每提高 1%，则国民生产总值将同方向变动 5.083640%，在短期内，城乡基本医疗卫生服务均等化水平对经济增长（即 GDP）的短期弹性系数为 2.952610，反向修正系数大小为 1.845455。因此，城乡基本医疗卫生服务非均等化程度的改善能够在一定程度上促进我国经济发展水平的提高。

第六章　实现城乡基本医疗卫生服务均等化的对策建议

实现城乡基本医疗卫生服务均等化已经成为我国当前医疗卫生事业发展的重要目标，实现均等化的主要目的在于通过提高社会成员从医疗保障服务中的受益水平，切实减轻弱势群体特别是农民的医药费负担，有效缓解农民"因病致贫"和"因病返贫"的问题，以提高社会成员的满意度和健康状况。结合前文的分析，本书提出如下四个方面的政策建议。

第一节　确定城乡基本医疗卫生服务均等化的基本理念

确立怎样的顶层价值理念是在社会政策实施过程中所需要确定的首要问题。政府在卫生事业发展过程中，必须树立城乡基本医疗卫生服务均等化的基本理念，突出公平与正义的目标导向，保证每一位社会成员健康权的实现。

一　突出公平与正义的目标导向

当前我国经济社会可持续发展面临的问题较多，对社会主义事业发展的要求也更加多元化，经济发展的主要问题不再是由计划经济体制的效率低下所导致的经济短缺，而更多地体现为更深层的结构性问题和矛盾，社会发展的基本政策理念也由改革开放初期的效率优先，转向更加注重社会公平与正义。与此相对应，城乡基本医疗卫生服务均等化要求政府以公平与正义原则统筹分配基本医疗卫生服务，保证全体社会成员能够平等地享有基本医疗卫生服务，在全社会范围内提高总福利水平。城乡基本医疗卫生服务均等化并非意味着卫生资源配置的绝对公平，同等数量的产品分配不仅不能满足有特殊需要社会成员的需求，还有可能造成基本医疗卫生服务供给过量与利用不足的严重后果。城乡基本医疗卫生服务均等化要求在某一个区域内的卫生资源要素配置基本能够实现当地居民正当的健康权，保证全体成员在基本医疗卫生服务的分配过程中得到公平对待，不能将一些人排除在享受范围之外。对于全体国民来说，虽然每个人的出身、地位、天赋以及所占资源存在着差别，但是他们获得基本医疗卫生服务的机会应当是相同的。总体而言，在当前日趋复杂的国内外经济社会条件下，城乡基本医疗卫生服务均等化的政策目标应该更加包容，不能再继续维持单纯以效率为中心的价值理念，公平与效率应该兼顾，尤其是应该将公平放在更加突出的位置。唯有如此，才能切实解决我国当前所面临的主要矛盾，进而在全国范围内实现城乡基本医疗卫生服务均等化。

二 保障公民健康权

现代社会是由无数个具有平等权利的独立个体所构成的，独立个体的基本特征就在于具有区别于其他个体的"独立意识"以及拥有自身的基本权利，所有社会成员对社会而言都具有至关重要的意义。政府的产生和发展是社会进步的必然结果，它最重要的目标就是保护城乡居民各项利益的实现。政府只有保证自己的行为满足公众需要，符合公众利益，为公众创造良好的生存环境，政府部门才能取得公众的信任和选票并获得持续的续存空间，如果社会不关注弱势群体的基本权利，那么以人为本在社会政策制定和实施过程中也就无从谈起。因此，政府应当解决由于市场失灵而产生的"服务空白点"，保障公民基本权利的实现。而健康权是人最首要的权利，是城乡居民享有其他权利的基础条件，是每一个社会成员绝对不可或缺的基本权利。政府提供基本医疗卫生服务的根本目的就在于保障公民的健康权。因此，随着社会经济发展，当一个国家经过基本经济建设阶段以后，社会和政府应当向社会投入更多的医疗卫生资源并给予有效的社会支持和制度性保障，确保弱势群体不会因为贫困而丧失健康权，让每一个社会成员都能够平等地享有基本医疗卫生服务。

第二节　明确政府在医疗卫生体系中的重要职责

一　以绩效为导向，强化政府公共服务职能

现阶段，我国政府职能发展的方向是从经济职能型政府模式转变为公共服务型政府模式，这也是我国政府职能改革的目标。之所以将政府角色定义为服务者，是将向全体社会成员提供均等化的公共服务作为政府最基本的宗旨，政府应当在社会生活中增强公共服务意识，优化公共服务供给结构，完善公共服务提供内容和质量。政府作为国家和民众之间的纽带，其应当凭借强大的财政能力，进行医疗卫生资源配置。可以说，公共服务职能是在市场经济条件下政府所应当承担的最核心的职能之一，且随着我国经济的发展变得越来越重要。我国政府和相关管理部门应当树立绩效意识，制定合理的战略目标，以绩效为导向，强化政府公共服务职能。公共服务型政府模式重要特点在于：一是该模式核心在于提供高质保量的公共产品与公共服务。公共服务型政府模式的核心在于面向全体社会成员提供高质保量的公共产品与公共服务，满足城乡居民的合理需求，努力提高人民群众生活水平。二是该模式强调实现人民民主。公共服务型政府模式要求提高政府在基本医疗卫生服务领域的管理透明度，加强政务工作信息公开工作，社会成员可通过法定渠道充分表达意愿，能够对政府行为进行民主监督，政府必须了解社会成员的诉求并采取行动加以满足，在政策制定和实施过程中实现人民民主。三是该模式价值取向是公平与正义。公共服务型政府模式重视全体社会成员对基本医疗卫生服务的满意度，充分反映

城乡居民的合理诉求，保证政府的各项活动符合广大人民群众利益，政府在执行职能过程中应当实现依法行政，按照宪法原则履行职能。

二 转变对地方政府官员的政绩考核方式

绩效考评机制不仅需要构建合理适用的指标评估体系，而且还应当体现为综合性的绩效考评机制，其应详细说明评估主体选择、考评具体方法、奖惩机制等相关内容。我国当前的政府公共部门的工作绩效评价主要是以经济增长作为主要考评依据，官员长期以来只关注 GDP 的增长，而忽视了居民福利的实现，所以我国的基本医疗卫生服务政府公共部门的工作绩效评价应当转变为以提供更高水平基本医疗卫生服务的目标上来，让政府官员特别是基层政府官员将工作重心转变为给农村居民提供更优质的基本医疗卫生服务，还应当保证政府在不增加社会公众负担的前提下，提高居民所享受到的基本医疗卫生服务水平。此外，政府绩效考评机制需要进一步完善行政问责制。行政问责制的目的是对公共部门进行有效的监督并对其所发生的问题进行纠正和问责，是确保政府部门有效运转的有效机制。我国最近几年的行政问责制得到了一定的发展，下一步的工作就是将绩效考评机制与官员任命机制结合起来，将公共服务相关指标体系纳入干部考核体系。

三 坚持以政府为主导，合理引入多元主体共同参与

城乡基本医疗卫生服务均等化的实质是要在全体社会成员内部进行公共资源的再分配，基本医疗卫生服务的供给应当照顾社会中的弱势群体。在我国城乡二元分割的社会经济结构之下，城市和农村在居民生产生活方式、物质资源占有量、人口素质等诸多方面差距明显。在没有外部资金支持的情况下，若仅依靠农民自身积累解决医疗卫生资源筹资问题，必将缩减农民可支配收入并加重农民负担，进而农民对于社会私人商品的消费能力也会下降，最终将制约农村整体福利水平的提高，因此，在解决非均等化问题的过程中，政府应当担负起主要责任，如果没有政府部门强有力的扶持政策，是很难保证农村各项事业的快速发展的。在促进医疗卫生事业发展

过程中，政府不能局限于大城市医疗机构的建设，对于落后地区急需的公共卫生、公共医疗等方面非常重要的支出，财政也必须加大财政扶持力度。除此之外，政府应当更多地关注农民和其他弱势群体，通过少缴或者免缴保险费的政策提高落后地区基本医疗卫生服务水平，还应当适当提高政府在基本医疗卫生服务筹资过程的缴费比例，体现出国家对社会公众健康水平的关注，相应地应当减轻个人负担，下调个人的缴费比例。

虽然我国政府在卫生产品供给过程中应当承担起主要责任，但是在实现均等化的过程中并不排斥多元主体共同参与，应该尽可能拓宽卫生服务的筹资渠道。这是因为虽然我国近年来政府收入总量很大，但是由于我国人口众多，仅仅依靠政府财政拨款不能满足城乡居民对基本医疗卫生服务的需求，引入非官方机构和民间资本等多种筹资渠道可以恰当地弥补政府在实现医疗卫生服务均等化过程中的不足。而且，多元化的参与机制还能够更好地实现淘汰机制，形成不同类型医疗机构共同竞争的局面，进而提高基本医疗卫生服务数量和质量。因此，在医疗卫生事业发展过程中，应当制定各种优惠政策吸引更多的民间社会资本进入相关领域，完善社会资本兴建医疗机构的政策措施，形成投资主体多元化的医疗卫生体制。但是，在引入民间资本的过程中，要制定相关市场准入条件，规范医疗卫生行业运营制度，保证医疗卫生行业进入规范化和制度化的运营轨道，拓宽资金来源渠道。

第三节 系统化改革卫生财政体制

一 规范事权与财权的划分

(一) 合理划分各级政府事权

在现行财政体制之下，我国各级财政事权划分比较笼统，应当根据公共产品理论，规范中央财政与地方财政各自事权，科学界定在基本医疗卫生服务提供过程中各级政府的支出责任。尽快改变当前我国以县乡财政为主体的财政卫生支出体系，构建以中央财政与省级财政为主体、以县乡财政为补充的财政卫生支出体系。具体而言，包括以下三个方面。首先，提高中央财政集中度，为均等化提供资金支持。从国外政府间事权划分实践来看，中央政府是财政卫生支出最重要的主体。在我国现行分税制财政体制之下，中央财政获得了近半数以上的财政收入，这些资金应成为全体居民实现基本健康权的有力保障，中央政府应切实担负起基本公共医疗卫生服务财政支出的主要责任，而不是将筹资责任下放到地方政府。中央政府在基本医疗卫生服务领域的主要事权包括：制定基本医疗卫生领域法律制度与基本政策；涉及全国范围内的医疗卫生事务处理；针对落后地区的基本医疗卫生服务补助；重大医疗卫生项目、基础设施的基本费用；对重大医疗卫生活动的支持等。其次，明确省级财政支出主体责任，平衡省内财力差异。在我国省以下财政体制运行过程中，财力有逐步向上级政府集中的趋势，省级财政所获得的财政资源也远远大于基层财政，因此，应当明确省级财政在地方基本公共医疗卫生服务筹资过程中的主要责任，省级政府应当成为地方财政卫生支出主体，起到平衡省内城乡基本医疗卫生服务财力差异的作用。省级政府在基本医疗卫生服务领域的主要事权包括：针对地区范围内传染病、常见病的防治；为省内医疗卫生事业发展提供资金支持；对所属卫生机构进行垂直管理；争取在省内实现医疗保险统筹层次的提高等。最后，强化基层财政的实际执行力度，减少信息失真。在基本医疗卫生服务提供过程中，强化基层财政的实际执行力度主要是为了充分发挥基层政府的信息优势，由基层财政提供受益范围为本辖区内居民的基本医疗卫生服务。因此，在基本医疗卫生服务事权调整过程中，应当强化基层财政的实际执行力度，保证各级政府财权与事权相匹配，完善政府间共享与分担机制，建立以基层政府为主导的卫生机制。基层政府在基本医疗卫生服务领域的主要事权包括：涉及辖区内基层医疗卫生事务处理；为基层医疗卫生服务发展提供资金支持；对所属乡镇卫生院进行垂直管理；对特困家庭提供医疗救助等。

（二）调整政府间财权划分

为实现城乡基本医疗卫生服务均等化的目标，必须保证地方政府能够有足够的财力提供卫生产品，这就应当在中央政府和地方政府间进行合理的财权划分，确保政府财权事权统一。首先，规范政府财政收入。在政府间进行收入划分时，应当将全部财政资金统一纳入到预算管理的范畴中，将预算外资金、土地出让金等非税收收入统一纳入收入划分范围，逐步取消预算外资金，进行全口径收入划分，支持地方政府通过合法途径扩大财权，扩大收入覆盖范围。其次，适度扩大地方政府税权。目前，我国绝大部分税权由中央政府掌握，为保证中央政府进行全国范围内宏观调控的需要，也为了充分调动地方政府的积极性，应当在不影响中央政府权威的前提下增加地方政府税权。较科学的方案是：税源分布比较零散、征收成本较高的地方税，由地方政府负责立法并进行管理；对于税源分布比较广泛且对经济影响较小的间接税，由中央政府负责制定基本税法，而地方政府则可负责具体征管办法以及税目、税率的制定；对于影响广泛且关系到全国经济发展的税种则应当由中央政府负责管理。最后，推进"省直管县"财政体制改革。在我国"省直管市，市直管县"财政体制之下，上级政府往往会截留一部分资金，导致下级政府特别是基层政府基本医疗卫生服务支出不足，效率低下。而在"省直管县"财政体制之下，省级政府将直接与县级政府办理财政结算、资金调度、收支划分等财政管理业务。在该财政体制之下，县级政府的财力将会有较大幅度的提高，而且能够减少资金调度环节，提高各级政府在基本医疗卫生服务领域的效率。但是，在"省直管县"财政体制改革推进过程中，还应当保证市级政府对本辖区内的宏观调控能力，不能过度影响市级政府的积极性。

二　改革卫生财政转移支付制度

中国当前城乡间的经济水平差异比较大，规范的转移支付制度是确保各级政府间达到财力均衡的重要手段。现阶段，我们必须加大转移支付制度改革的力度，满足地方政府基本医疗卫生服务资金需求，促进城乡基本医疗卫生服务均等化。

（一）探索横向转移支付制度的实施

我国转移支付制度结构主要是以中央政府对地方政府的纵向转移支付为主，这种单一的转移支付模式很难起到均衡地区间财力的作用，我国政府间转移支付制度需要完善转移支付结构，探索地区间横向转移支付实现的方式。我国现阶段的对口帮扶制度，可以理解为具有中国特色的横向转移支付制度。总体而言，我国横向转移制度支付已初步展开，有一定的实践经验和理论基础，只不过未形成固定的制度，而且我国东部发达省市的社会经济水平较高，能够承担相应的支出。因此，完善转移支付制度很紧迫的任务就是要建立稳定的横向转移支付制度，这样才能促进城乡经济均衡发展，给中央政府减轻财政上的压力，提高我国整体经济发展水平，促进城乡基本医疗卫生服务水平均等化。

（二）梳理专项转移支付制度

专项转移支付制度本质上是一种附加条件的财政拨款方式，其主要目的是具体实施中央政府特定帮扶政策，确保总体社会经济目标的实现。从近年来我国实践情况来看，我国当前专项转移支付制度并不完善，需要进一步优化。一方面，清理现有专项转移支付内容。我国现行的专项转移支付制度结构中，很大一部分是应急式转移支付，很难实现地区间财力均衡的目标，影响了城乡基本医疗卫生服务均等化的实现。专项转移支付制度改革过程中，需要对专项转移支付列入项目进行全面优化梳理和严格的论证审批，保证入选项目的科学性。此外，为防止人为因素影响，还应当构建制度化专项转移支付标准。总之，只有通过重新优化清理现有专项转移支付内容，才能够确保财政资金的有效程度，达到均等化的目标。另一方面，建立专项转移支付分类拨款制度。所谓专项转移支付分类拨款制度指的是将多个专项转移支付项目拨款合并为统一的拨款方式。分类拨款制度与传统拨款方式不同，其能够实现将有条件转移支付与无条件转移支付融合在一起，实行公式化资金分配方式，这样既能够在一定程度上压缩专项转移支付的规模，也能够最大限度地保证财政资金目标的实现。

（三）强化一般性转移支付的作用

我国当前转移支付制度改革的重点并非扩大转移支付规模，而是应当对当前转移支付制度结构进行改革。具体包括以下两个方面：一方面，调整财力性转移支付制度内部结构。（1）合并税收返还。税收返还在实施过程中存在较大的问题，对其做较大程度的调整是势在必行。但是为减少改革阻力，避免给富裕地区带来过大影响，从改革的方向来看，应当逐渐减少税收返还的规模，将其统一纳入一般性转移支付的体系当中来。（2）取消体制性补助与上解。体制性补助与上解的实施主要是通过将富裕地区上缴收入用于满足落后地区的资金需求，其虽然有一定的合理因素，但是体制性补助与上解的实施是旧财政分配体制的延续，其公平性受到很大的质疑，不能够满足包括基本医疗卫生在内的基本公共服务均等化的要求，从改革方向来看应逐步予以取消。（3）调整其他一般目的转移性支付。比如，对于民族地区转移支付，由于其符合国家政策目标，能够促进城乡基本医疗卫生服务均等化的实现，可以扩大它的规模。对于农村税费改革转移支付和其他的转移支付方式则可以转化为专项转移支付。另一方面，完善财力性转移支付制度实施的基础。（1）采用因素法计算转移支付规模。一般性转移支付制度实施重点是要用因素法来计算转移支付额度。因素法是一种规范化的收支评估方式，其实施的重点是要进一步明确因素的选择以及权重的分配。从因素选择及权重分配重点来看，要参考国外经验并结合我国国情以及实现城乡基本医疗卫生服务均等化的目标，突出城乡差距及地区差异等主要客观因素，通过反复筛选保证其客观程度。（2）明确一般性转移支付的资金来源。将原财力性转移支付所涉及的资金统一划归到一般性转移支付中，并从财政收入中划拨一定资金以保证基本医疗卫生服务的最低标准。

三　优化财政卫生支出结构

优化财政卫生支出结构，能够极大地提高医疗卫生资源的使用效率，是实现城乡基本医疗卫生服务均等化的有效措施之一。在确保城市居民现有水平不受影响的前提下，财政部门应当将城乡卫生资源进行合理的统筹使用，通过城市的拉动和辐射提高农村医疗服务水平，确保城乡卫生资源优化配置的实现。一方面，加大财政卫生支出。发展基本医疗卫生服务的主要目的是提高全民健康水平，基本医疗卫生服务具有很强的外部性，属于典型的准公共产品，如果由市场来提供必然会产生"搭便车"现象，最终会导致供给不足。既然市场在供给过程中存在着失灵，那么基本医疗服务的资金来源则应当主要来源于政府财政资金投入。目前我国政府财政支出结构中，经济建设支出所占比例是最大的，而财政医疗卫生支出的投入不足。随着我国社会主义市场经济的发展以及经济实力的增强，政府在发展医疗卫生事业的过程中必须加大资金投入，提高政府资金在医疗卫生服务支出中的比重。此外，政府还应当参考《教育法》相关规定，通过立法的方式明确政府卫生支出占 GDP 具体占比和增长幅度。而为了提高财政卫生支出资金使用效率，必须在投入力度上有必要的区分，实现财政卫生支出资金边际投入效用最大化。对于基本医疗卫生服务发展非常重要的资金，财政应当尽全力通过预算予以安排；对基本医疗卫生服务发展重要的资金，财政则应当根据实际情况分阶段给予资金上的支持；对基本医疗卫生服务发展不重要的资金，财政则应当暂缓其资金上的安排。另一方面，财政卫生支出向农村倾斜。当前基本医疗卫生服务非均等化重要的原因之一在于财政对农村的卫生资源投入支持力度小于对城市的投入，乡镇卫生院所获得的卫生资源有限。因此，为解决这一问题，应当通过各种渠道将医疗卫生资源向基层卫生部门倾斜，加强对乡镇卫生院的扶持力度，对于发达地区大医院的富余医疗硬件设施，可以向基层医疗机构转移，以提高医疗硬件使用效率，提高农村基本医疗卫生服务水平，改善农民就医环境。

第四节　统筹城乡发展，满足农民合理需求

一　统一城乡社会医疗保险制度

我国现行的社会医疗保险制度覆盖对象交叉重叠，统筹层次区别较大，管理体制也不一致，要想在短时间内统一医保体系是不现实的。在我国当前国情之下，统一城乡社会医疗保险制度是一个分步骤推进的长期过程，具体而言可分为以下三个阶段。

（一）第一阶段：完善我国现行的三大社会医疗保险制度

第一阶段的主要目标在于扩大医疗卫生制度覆盖群体，逐步完善我国现行的三大社会医疗保险制度，为实现均等化奠定良好的基础。

1. 完善城市职工医疗保险制度

首先，提高城市职工医保统筹层次。目前我国城市职工医保制度主要是以县或地级市作为统筹单位，应当在改革过程中将统筹层次统一为地级市，由地级市社保部门统一进行管理。其次，扩大医保覆盖范围。我国当前的城市职工医保制度筹资机制主要依托职工所在单位缴费，很多企业本身经营情况较差，再加上当前医保制度缺乏强制性的情况之下，大量企业拒绝为职工投保，导致很多企业职工以及退休人员缺乏最基本的医疗保障。所以，必须扩大城市职工医保覆盖范围，将符合条件的城乡企业职工纳入到保障体系中。再次，取消城市职工医保制度现有的个人账户。个人账户设立的初衷是为了限制过度消费和为患者积累医疗资金。但是从个人账户运行情况来看，其资金结余很少，不能起到为患者预筹足够医疗资金的作用。最后，完善城市职工医保筹资制度。城市职工医保筹资制度应当减轻企业负担，增加政府负担比例，体现费用共担的原则。

2. 完善新型农村合作医疗制度

农村合作医疗是我国特有的医疗保险模式，是我国农村社会保障制度的重要组成部分，为保障农村居民健康水平，消除传染性疾

病起到了很重要的作用。现阶段，要根据广大农民的需求进一步完善医疗制度。首先，提高新农合统筹层次。目前我国大多数地区新农合主要是以县为单位开展统筹，而且各地新农合覆盖人群的数量也不一致，很多县仅有几万人的覆盖人群，使得社保基金运营风险增加。因此，为缩小地区间医保待遇以及分担运营风险，需要提高新农合的统筹层次，在条件允许的地区将统筹单位改为地级市，并推行统一的新农合制度。其次，提高新农合保障水平。我国目前的新农合参保率很高，但是普遍保障水平不高。地方政府作为推动合作医疗发展最重要的力量，应当加大投入增加医保基金规模，提高基本医疗卫生服务质量和保障水平。最后，新农合在实施过程中应加强制度的强制性，要求所有符合条件的农民都应当参保；否则会导致农村条件最差的个体拒绝参加新农合，违背新农合建立初衷。

3. 完善城市居民医保制度

首先，提高城市居民医保制度统筹层次。我国当前的城市居民医保制度主要是以县或者市辖区作为统筹单位，这就会导致经济发达地区的保险基金充裕，而经济落后地区的保险基金就会严重不足。这种局面长期持续将会影响地区间疾病风险分摊，影响到落后地区医保水平。故我国需要进一步提高城市居民医保制度统筹层次，实现省级统筹。其次，扩大城市居民医保制度覆盖范围。我国城市居民医保制度是在城市职工医保制度之上建立起来的，在实施过程中，主要是将城市非就业人员纳入覆盖范围。但是该制度却忽略了非正规行业工作人员，导致很多个体户以及灵活就业人员不能享受医疗保障服务。最后，加强医疗费用管理机制，如前所述，城市居民医保制度在筹资过程中的缴费率比较低，导致该制度在运行过程中的保险金不足。各地在试点过程中，过分强调约束参保人员行为，而忽视了如何对医疗机构和社保部门的约束，最终结果是导致了患者的利益受到损失。

此外，我国当前制度框架并未打破城乡二元医疗保障体系，无法对农民和城市低收入水平人群的合法权益起到有效的保障作用。在不断完善我国现行的三大社会医疗保险制度的同时，我国立法机关应当尽快构建促进城乡基本医疗卫生服务均等化相关法律制度，明确各级主体的筹资责任，强化对城乡基本医疗卫生服务均等化过程的监管，提高基本医疗卫生服务领域资金使用效率，确保政府及其相关职能部门在提供基本医疗卫生服务过程中能够有法可依，为实现城乡医疗卫生服务均等化保驾护航。

（二）第二阶段：整合新农合与居民医保，建立区域性社会医疗保险制度

第二阶段的主要目标是建立区域性社会医疗保险制度。主要任务包括以下几个方面：打破参保群体在城市居民和农民户籍上的严格限制，在制度设计上破除城乡二元差异，保证城乡居民能够平等地参与医疗保险制度；改变以往城乡分割的筹资制度，政府在筹集过程中对居民的财政补贴不应有所区别；缩小基本医疗卫生服务水平上的城乡差距与区域差距，进一步扩大医疗保险覆盖范围，形成区域性医疗保障体系，在保险待遇上实现城乡居民的统一。在该阶段，还应当制定城乡统一的基本医疗卫生服务标准，包括基本医疗卫生服务的手段、内容、从业人员素质、医疗器械设备要求等都要加以明确。合理的基本医疗卫生服务标准能够增进供给的效率，有利于规范卫生领域的管理和监督，可以有效提高均等化的水平。在此基础之上建立全国统一的城乡基本医疗卫生服务标准，确定我国基本医疗卫生服务的技术支持体系。

（三）第三阶段：统一医疗保险，建立全国统一的社会医疗保险制度

第三阶段的主要目标是我国的医疗卫生体制改革的远景规划，在该阶段，应当在全国范围内进行统筹规划，建立一个公平与效率相结合的全国统一的社会医疗保险制度。全体社会成员不论其身份地位或就业情况，都能统一纳入到社会保险制度的保障范围。主要任务包括以下几个方面：在全国范围内实现一元医疗保障体制，进一步扩大医疗保障体系的覆盖范围；通过法律形式明确中央政府与地方政府在医疗保障体制中各自的事权范围，允许各级政府制定符合当地实际情况的具体措施并改善基本医疗卫生服务水平；设置不

同缴费标准的医疗险种，全体国民可以根据自身需要进行选择。

二 改革我国城乡分割户籍制度

在我国，城市与农村是有机的相互联系的整体，农村社会经济的发展需要城市的拉动和辐射，城市社会经济的持续稳定发展也急需农村的补给和促进。要实现城乡基本医疗卫生服务均等化，关键就是要改变以前不合理城乡分治的做法，在全国范围内从制度安排和政策导向上改变我国不合理的城乡分割二元体制，通过社会经济政策的调整缩小城乡之间的差距，尽快实现城乡一体化发展。目前，我国已经初步具备了实现城乡一体化的条件，一方面，我国近年来经济发展非常迅速，GDP 总量已经超过日本位居全球第二，这说明我国已经具备解决二元体制的财力基础；另一方面，我国社会各界都非常关注基本医疗卫生服务领域的改革，如何在我国有效地实现城乡基本医疗卫生服务均等化是持续关注的一个话题。实现城乡基本医疗卫生服务均等化不仅已经成为社会各界的共识，而且是缓解我国当前尖锐的社会矛盾的有效措施。总之，要实现我国城乡基本医疗卫生服务均等化，应当将城乡一体化提升为国家战略安排，加大对农业各方面的投入，取消我国不合理的城乡分割二元体制，还农民以国民待遇，让农民与城市居民一样平等地享有基本医疗卫生服务的权利。

要解决我国不合理的城乡分割二元体制，最关键的一项措施就是要取消我国独有的户籍制度，我国现行户籍制度是导致城乡分割二元体制的重要原因，城乡分割的户籍制度在很大程度上加深了城乡医疗卫生服务非均等化的程度。我国各级政府部门当前正在探索改革方案，如 2004 年南京市推出全市统一的户口登记模式，将城乡居民统一按照实际居住地登记户口，统称"居民户口"；郑州市近年来也在全市范围内建立起统一的户口登记制度；2014 年 7 月，国务院出台了《国务院关于进一步推进户籍制度改革的意见》，明确了进一步推进户籍制度改革的指导思想、基本原则、发展目标、政策措施和实现路径。要改革我国二元户籍制度，关键是要缩小直至消除城市户口与农村户口之间的福利待遇差距，还农民以真正的国民待遇，最终在全国范围内统一实行平等的户籍制度。我国应当通过人大立法制定相关户籍制度管理办法，在法律层面取消农业户口以及非农业户口，将居民按照实际居住地登记户口，制定户籍登记和户籍转迁管理办法，最终使户籍制度实现原本应当承担的功能，只有在全国范围内统一实行平等的户籍制度，才能够保证每一个社会成员合法权益的实现。

三　促进我国城乡经济均衡发展

城乡基本医疗卫生服务均等化是在不降低城市现有基本医疗卫生服务水平的前提下的均等化，提高农村基本医疗卫生服务水平关键还是在于发展本国经济、提高全国经济总量，只有进一步促进我国城乡经济均衡发展才是实现城乡基本医疗卫生服务均等化的根本途径。

下面介绍如何通过城市反哺农村实现基本医疗卫生服务均等化，在图 6-1 中，横轴表示的是税收收入的使用量，纵轴表示的是当地的边际效用大小。左图表示城市地区边际效用曲线，右图表示农村地区边际效用曲线，当用于城市与农村基本医疗卫生服务的税收收入分别为 OM' 和 ON'（$OM' > ON'$）时，城市使用基本医疗卫生服务的边际收益小于农村地区边际受益，而农民对基本医疗卫生服务的合理需求也无法得到满足。在全社会资源总量既定的情况下，可

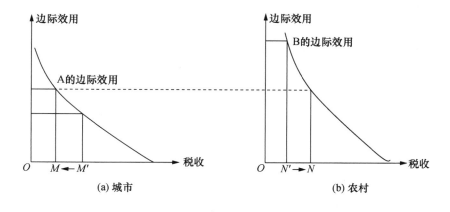

图 6-1　城市支援农村促进均等化的实现

通过一定的统筹安排将城市部分税收收入转移到农村，那么农村可支配资源投入量将得到提高，城市使用基本医疗卫生服务的边际受益也会提高到与农村相同的水平，此时可通过城市反哺农村的互助机制实现城乡基本医疗卫生服务均等化。

为促进我国城乡经济均衡发展，具体可从四个方面入手：一是引导城市工业向农业转移。目前，我国城市企业的发展优势在降低，发展空间逐渐变小。这就要求城市企业从自身经营情况出发，将部分优势产业转移到农村。这样既可充分利用农村丰富资源以及广阔市场，实现城市经济更好的发展，也可以为农村经济发展注入新动力，也必将促进农村经济的发展。二是完善扶农惠农政策。为促进农村经济发展，政府应当加大对农村的扶持力度，制定各项扶农惠农政策和相关制度。三是转变农村发展方式。我国农村发展的基础比较薄弱，单一的市场机制很难保证城乡一体化发展，对农村应当尽快转变农村发展方式，发展农业规模化、产业化经营模式，提高农村生产效率。四是提高农民受教育程度。人力资源是影响我国城乡经济均衡发展的关键性因素，而教育则是促进人力资源素质提高的重要手段，提高农民受教育程度将有利于促进农村经济发展。政府应当利用现有的职业技术学校、专业技术培训机构等，加强针对农民的职业培训以及成人再教育工作，提高农民的科学文化素质和职业技能；除此之外，政府还应当在全国范围内全面普及九年制义务教育，解决农民子女上学困难，为实现我国城乡经济均衡发展打下良好的人力资本基础。

附录一　专家问询表

"城乡基本医疗卫生服务均等化评估指标体系"专家问询表（第一次问询）

您好！本研究小组通过阅读大量已有相关文献以及参考其他国家和地区构建的评估指标体系的基础之上，依照指标选取的基本原则，结合基本医疗卫生服务运行过程中相关分析，并对现有相关指标体系进行相应的调整，从投入、产出和受益三个方面筛选出 20 个指标，构成了初步的我国城乡基本医疗卫生服务均等化评估指标体系。现将评价指标体系初稿发给您以进行下一步的修改，请您填写完毕以后尽快反馈课题组。感谢您的大力合作！

一　专家基本信息

1. 姓名　　　　　　　　2. 工作单位

3. 电话　　　　　　　　4. 职称

5. 年龄

6. 学历：（1）高中　　（2）大专　　（3）本科　　（4）研究生

7. 目前所从事的工作：

（1）临床治疗　　（2）教学、科研　　（3）行政职务

（4）其他

8. 对当前基本医疗卫生服务领域的熟悉程度（请根据您对该指标的熟悉程度打"√"）

表1 指标熟悉程度

指标	熟悉	较熟悉	一般	不熟悉
投入类指标				
产出类指标				
受益类指标				

二 对城乡基本医疗卫生服务均等化评估体系指标初稿的评价与建议

表2 城乡基本医疗卫生服务均等化评估体系指标初稿意见

一级指标	重要程度	可操作性	二级指标	重要程度	可操作性	三级指标	重要程度	可操作性
1. 投入			1.1 筹资过程			1.1.1 城乡卫生总费用		
						1.1.2 人均卫生费用		
						1.1.3 城乡居民医疗保健支出		
			1.2 资源配置			1.2.1 城乡每千人口卫生技术人数		
						1.2.2 城乡每千人口注册护士数		
						1.2.3 城乡每千人口执业医师数		
						1.2.4 城乡每千人口医疗机构数		
						1.2.5 城乡每千人口医疗机构床位数		
						1.2.6 城乡人均妇幼保健机构卫生技术人员数		

续表

一级指标	重要程度	可操作性	二级指标	重要程度	可操作性	三级指标	重要程度	可操作性
2. 产出			2.1 资源产出情况			2.1.1 城乡医师日均担负诊治人数		
						2.1.2 城乡医师日均担负入院人数		
			2.2 妇幼保健			2.2.1 住院分娩率		
						2.2.2 产后访视率		
						2.2.3 孕产妇系统管理率		
3. 受益			3.1 死亡评价			3.1.1 孕产妇死亡率		
						3.1.2 婴儿死亡率		
						3.1.3 城乡 5 岁以下儿童死亡率		
			3.2 非死亡评价			3.2.1 城乡人均预期寿命		
						3.2.2 城乡低出生体重发生率		
						3.2.3 城乡医院治愈率比		

问询表填写说明：请就本评估指标体系中三级指标的重要程度以及可操作性打分。满分为 5 分，分值越高表示重要程度越高、可操作性越强；分值越低表示重要程度越低、可操作性越弱。

（一）一级指标修改建议

（二）二级指标修改建议

（三）三级指标修改建议

"城乡基本医疗卫生服务均等化评估指标体系重要程度"专家问询表（第二次问询）

您好！在您的大力支持下，城乡基本医疗卫生服务均等化水平评估指标体系已经确定。现将评估指标体系定稿发给您进行指标权重的确定工作，请您填写完毕以后尽快反馈课题组。感谢您的大力合作！

附件1：城乡基本医疗卫生服务均等化评估指标体系

表1　　　城乡基本医疗卫生服务均等化评估指标体系

一级指标	二级指标	三级指标
1. 投入	1.1 筹资过程	1.1.1 城乡卫生总费用
		1.1.2 城乡人均卫生费用
		1.1.3 城乡居民医疗保健支出
		1.1.4 城乡医疗救助支出
	1.2 人力资源配置	1.2.1 城乡每千人口卫生技术人数
		1.2.2 城乡每千人口注册护士数
		1.2.3 城乡每千人口执业医师数
	1.3 物力资源配置	1.3.1 城乡每千人口医疗机构数
		1.3.2 城乡每千人口医疗机构床位数
		1.3.3 城乡卫生机构万元以上设备台数
2. 产出	2.1 人力资源产出情况	2.1.1 城乡医师日均担负诊治人数
		2.1.2 城乡医师日均担负入院人数
	2.2 物力资源产出情况	2.2.1 城乡病床使用率
		2.2.2 城乡平均住院日
3. 受益	3.1 死亡评价	3.1.1 城乡孕产妇死亡率
		3.1.2 城乡婴儿死亡率
		3.1.3 城乡5岁以下儿童死亡率
		3.1.4 城乡新生儿死亡率
	3.2 非死亡评价	3.2.1 城乡人均预期寿命

附件2：层次分析法专家问询表

1. 本轮专家问询评分方法

本阶段的主要工作是将评估指标体系建成一个有层次的结构模型，将每个元素进行两两重要性比较。

2. 本轮专家问询评分标准

比较每个层次当中任意两个元素的相对重要性时，采用数量化的相对权重 a 来进行描述。在确定权重 a 的大小时，Satty 等建议用 1—9 及倒数作为标度，表2 列出了梯度说明。

表2　　　　　　　　　　**Satty 相对权重度量说明**

判断尺度	定义	备注
1	表示两个要素相比，具有同样的重要性	表中各数的倒数表示否定意思。例如：$a_{ij} = W_i / W_j = 1/5$，表示 j 比 i 明显不重要
3	表示两个要素相比，一个要素比另一个要素稍微重要	
5	表示两个要素相比，一个要素比另一个要素明显重要	
7	表示两个要素相比，一个要素比另一个要素强烈重要	
9	表示两个要素相比，一个要素比另一个要素极端重要	
2，4，6，8	介于上述两个相邻判断尺度中间	

请您按照上述评分标准在阴影部分对下面各指标之间重要程度进行打分：

表3　　　　　　　　　　**三个一级指标判断矩阵**

	1. 投入	2. 产出	3. 受益
1. 投入	1		
2. 产出		1	
3. 受益			1

表4　　　　　　　　　　**投入类指标下三个二级指标判断矩阵**

	1.1 筹资过程	1.2 人力资源配置	1.3 物力资源配置
1.1 筹资过程	1		
1.2 人力资源配置		1	
1.3 物力资源配置			1

表5　　　　　　　　产出类指标两个二级指标判断矩阵

	2.1 人力资源产出情况	2.2 物力资源产出情况
2.1 人力资源产出情况	1	
2.2 物力资源产出情况		1

表6　　　　　　　　受益类指标两个二级指标判断矩阵

	3.1 死亡评价	3.2 非死亡评价
3.1 死亡评价	1	
3.2 非死亡评价		1

表7　　　　　　　　筹资过程类指标四个三级指标判断矩阵

	1.1.1 城乡卫生总费用	1.1.2 城乡人均卫生费用	1.1.3 城乡居民医疗保健支出	1.1.4 城乡医疗救助支出
1.1.1 城乡卫生总费用	1			
1.1.2 城乡人均卫生费用		1		
1.1.3 城乡居民医疗保健支出			1	
1.1.4 城乡医疗救助支出				1

表8　　　　　　　　人力资源配置类指标三个三级指标判断矩阵

	1.2.1 城乡每千人口卫生技术人数	1.2.2 城乡每千人口注册护士数	1.2.3 城乡每千人口执业医师数
1.2.1 城乡每千人口卫生技术人数	1		
1.2.2 城乡每千人口注册护士数		1	
1.2.3 城乡每千人口执业医师数			1

表9　　　　　　　物力资源配置类指标三个三级指标判断矩阵

	1.3.1 城乡每千人口医疗机构数	1.3.2 城乡每千人口医疗机构床位数	1.3.3 城乡卫生机构万元以上设备台数
1.3.1 城乡每千人口医疗机构数	1		
1.3.2 城乡每千人口医疗机构床位数		1	
1.3.3 城乡卫生机构万元以上设备台数			1

表10　　　　　　人力资源产出情况类指标两个三级指标判断矩阵

	2.1.1 城乡医师日均担负诊治人数	2.1.2 城乡医师日均担负入院人数
2.1.1 城乡医师日均担负诊治人数	1	
2.1.2 城乡医师日均担负入院人数		1

表11　　　　　　物力资源产出情况类指标两个三级指标判断矩阵

	2.2.1 城乡病床使用率	2.2.2 城乡平均住院日
2.2.1 城乡病床使用率	1	
2.2.2 城乡平均住院日		1

表12　　　　　　　死亡评价类指标四个三级指标判断矩阵

	3.1.1 城乡孕产妇死亡率	3.1.2 城乡婴儿死亡率	3.1.3 城乡5岁以下儿童死亡率	3.1.4 城乡新生儿死亡率
3.1.1 城乡孕产妇死亡率	1			
3.1.2 城乡婴儿死亡率		1		
3.1.3 城乡5岁以下儿童死亡率			1	
3.1.4 城乡新生儿死亡率				1

附录二　城乡基本医疗卫生服务
均等化水平居民
满意度测评

一　调查方法设计

居民满意度没有统一的定义，本书所指的居民满意度体现的是城乡居民在接受某项公共产品或公共服务时的心理状态，表现出城乡居民接受基本医疗卫生服务整个过程中的体验与期望对比之后，所产生的满意或不满意的结果（见图1）。影响城乡基本医疗卫生服务满意度的因素包括医疗卫生机构硬件设施、医护人员专业技术水平、自付费用和康复情况等。居民满意度能够在一定程度上反映城乡基本医疗卫生服务均等化水平。

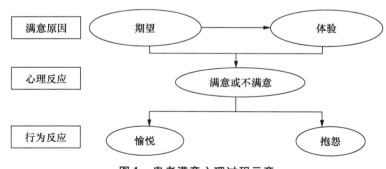

图1　患者满意心理过程示意

本书针对我国城乡居民基本医疗卫生服务满意度进行了问卷调查（问卷调查设计附后），总共选取了15个指标对城乡基本医疗卫生服务均等化满意度进行评测，即医院收费制度（X1）、医疗卫生机构门诊服务（X2）、医疗卫生机构住院服务（X3）、医疗卫生机构硬件设施（X4）、护理人员专业医疗水平和服务态度（X5）、医生专业医疗水平和服务态度（X6）、药品价格（X7）、就医便捷度（X8）、就医等待时间（X9）、就诊医疗卫生机构总体感觉（X10）、医疗保险报销水平（X11）、医疗保险报销便利程度（X12）、社区或卫生院提供的公共卫生服务（X13）、医疗保险改革满意度（X14）、医疗保险经办机构服务水平（X15）。

二　评测数据初步统计

本次调查问卷总共发放了 480 份，回收 480 份，回收率为100%。其中，针对农村地区基本医疗卫生服务满意度调查问卷共计 240 份，针对城市地区基本医疗卫生服务满意度调查问卷共计240 份。表 1 列示出了本次调研所涉及的基本医疗卫生服务满意度调查样本信息。

表 1　　　　　　　基本医疗卫生服务满意度调查样本信息

城市样本信息（共计240份）				农村样本信息（共计240份）			
性别	男	138 人	57.50%	性别	男	156 人	65.00%
	女	102 人	42.50%		女	84 人	35.00%
年龄	小于 30 岁	56 人	23.33%	年龄	小于 30 岁	46 人	19.17%
	30—45 岁	54 人	22.50%		30—45 岁	56 人	23.33%
	45—60 岁	76 人	31.67%		45—60 岁	65 人	27.08%
	60 岁以上	54 人	22.50%		60 岁以上	73 人	30.42%
婚姻状况	已婚	190 人	79.17%	婚姻状况	已婚	176 人	73.33%
	未婚	30 人	12.50%		未婚	56 人	23.33%
	离异	20 人	8.33%		离异	8 人	3.33%
文化程度	高中及以下	34 人	14.17%	文化程度	高中及以下	221 人	92.08%
	大专	134 人	55.83%		大专	19 人	7.92%
	本科	24 人	10.00%		本科	0 人	0.00%
	研究生	48 人	20.00%		研究生	0 人	0.00%
人均纯收入	500 元以下	10 人	4.17%	人均纯收入	500 元以下	123 人	51.25%
	500 元至 800 元	14 人	5.83%		500 元至 800 元	45 人	18.75%
	800 元至 1500 元	23 人	9.58%		800 元至 1500 元	34 人	14.17%
	1500 元至 3000 元	54 人	22.50%		1500 元至 3000 元	20 人	8.33%
	3000 元以上	139 人	57.92%		3000 元以上	18 人	7.50%

经过初步统计，我们分别得到了农村地区基本医疗卫生服务满意度调查汇总表（见表2）和城市基本医疗卫生服务满意度调查初步汇总表（见表3）。具体计算标准如下：回答很满意的分值为1，回答满意的分值为0.8，回答基本满意的分值为0.6，回答一般的分值为0.4，回答不满意的分值为0.2。

表2　　农村地区基本医疗卫生服务满意度调查初步汇总

	很满意	满意	基本满意	一般	不满意	平均得分
X1	20	50	60	64	46	0.545
X2	24	58	44	74	40	0.560
X3	36	40	42	30	92	0.515
X4	36	44	64	50	46	0.578
X5	24	26	80	40	70	0.512
X6	18	52	64	50	56	0.538
X7	24	38	64	30	84	0.507
X8	10	54	64	34	78	0.503
X9	14	30	64	56	76	0.475
X10	22	64	62	52	40	0.580
X11	14	60	24	42	100	0.472
X12	26	24	48	64	78	0.480
X13	34	54	62	40	50	0.585
X14	30	42	26	50	92	0.490
X15	26	68	38	24	84	0.540

表3　　城市基本医疗卫生服务满意度调查初步汇总

	很满意	满意	基本满意	一般	不满意	平均得分
X1	50	90	26	34	40	0.663
X2	36	70	40	34	60	0.590
X3	38	78	50	26	48	0.627
X4	30	92	44	30	44	0.628
X5	32	70	50	40	48	0.598

续表

	很满意	满意	基本满意	一般	不满意	平均得分
X6	54	40	42	50	54	0.592
X7	30	68	42	60	40	0.590
X8	52	52	42	72	22	0.633
X9	40	70	64	24	42	0.635
X10	30	30	70	50	60	0.533
X11	28	30	90	36	56	0.548
X12	26	40	92	50	32	0.582
X13	30	70	40	50	50	0.583
X14	70	54	40	20	56	0.652
X15	62	52	34	50	42	0.635

三　城乡基本医疗卫生服务均等化满意度测评

本次调研主要采用因子分析法完成对满意度的评测。因子分析法能够在尽量不损失变量信息的前提之下，将多个影响因素缩减至少数变量，而这几个少数变量又能够在很大程度上涵盖其他变量的信息。由于在研究过程中的研究对象差别较大，在进行因子分析过程中的步骤会有所不同。本书在评测过程中主要采用因子分析法进行分析，主要步骤如下[①]：（1）将原始数据进行标准化处理，消除原始数据间计量单位的差异；（2）计算经过标准化后数据的相关矩阵；（3）计算相关矩阵的特征值与特征向量；（4）计算方差贡献率以及累计方差贡献率；（5）确定分析因子，当前 n 因子累计方差贡献率高于 85% 及以上时，可以用前 n 个因子反映原评价指标；（6）因子旋转，通过因子旋转能够确定前 n 个因子的实际含义；（7）利用原指标的线性组合求因子得分；（8）以因子的方差贡献率为权数，计算综合得分；（9）进行综合分析。经过计算可求得农民基本医疗卫生服务满意度 Y。

---

① 李晓璐、周志方：《我国区域技术创新能力体系评价及提升——基于因子分析法的模型构建与实证检验》，《科学管理研究》2006 年第 4 期。

$$Y = 0.071 \times x_1 + 0.091 \times x_2 + 0.024 \times x_3 + 0.025 \times x_4$$
$$+ 0.024 \times x_5 + 0.032 \times x_6 + 0.065 \times x_7 + 0.053 \times x_8$$
$$+ 0.049 \times x_9 + 0.044 \times x_{10} + 0.112 \times x_{11} + 0.069 \times x_{12}$$
$$+ 0.080 \times x_{13} + 0.032 \times x_{14} + 0.069 \times x_{15}$$

上式中 15 个不同变量的系数表示了所选取的 15 个不同因素在满意度计算过程中的重要程度。将表 2 中 15 个指标满意度平均分值代入式中，得到农村基本医疗卫生服务满意度水平为 0.4405。本书采用相同的方法可计算得到城市基本医疗卫生服务满意度水平为 0.6234。城市医疗卫生服务满意度高于农村医疗卫生服务满意度。

"城乡基本医疗卫生服务均等化"
满意度调查表

您好！我们是"城乡基本医疗卫生服务均等化"课题研究小组成员，现在计划对"城乡基本医疗卫生服务均等化"满意度进行调查。希望您能抽出宝贵时间完成下面的问卷调查，感谢您的帮助和支持。

一 受访者基本信息

1. 姓名：

2. 性别：（1）男　　　（2）女

3. 年龄：（1）小于 30 岁　　（2）30—45 岁　　（3）45—60 岁
　　　　（4）60 岁以上

4. 婚姻状况：（1）已婚　　（2）未婚　　（3）离异

5. 文化程度：（1）高中及以下（2）大专（3）本科（4）研究生

6. 家庭收入情况：

（1）月收入 500 元以下　　（2）月收入 500 元至 800 元　　（3）月收入 800 元至 1500 元　　（4）月收入 1500 元至 3000 元　　（5）月收入 3000 元以上

7. 户籍所在地：

二　对基本医疗卫生服务满意度的评价

1. 你对当前医院收费制度满意吗？

（1）非常满意　　　　　（2）满意　　　　　（3）基本满意

（4）一般　　　　　　　（5）不满意

2. 您对当前医疗机构门诊医疗服务满意吗？

（1）非常满意　　　　　（2）满意　　　　　（3）基本满意

（4）一般　　　　　　　（5）不满意

3. 您对当前医疗机构住院服务满意吗？

（1）非常满意　　　　　（2）满意　　　　　（3）基本满意

（4）一般　　　　　　　（5）不满意

4. 您对就医医院硬件设施满意吗？

（1）非常满意　　　　　（2）满意　　　　　（3）基本满意

（4）一般　　　　　　　（5）不满意

5. 您对护理人员的专业医疗水平和服务态度满意吗？

（1）非常满意　　　　　（2）满意　　　　　（3）基本满意

（4）一般　　　　　　　（5）不满意

6. 你对接诊大夫的专业医疗水平和服务态度满意吗？

（1）非常满意　　　　　（2）满意　　　　　（3）基本满意

（4）一般　　　　　　　（5）不满意

7. 您对当前医疗机构药品价格质量满意吗？

（1）非常满意　　　　　（2）满意　　　　　（3）基本满意

（4）一般　　　　　　　（5）不满意

8. 您觉得到这里来看病方便吗？

（1）非常满意　　　　　（2）满意　　　　　（3）基本满意

（4）一般　　　　　　　（5）不满意

9. 您对在医疗机构等待就医时间满意吗？

（1）非常满意　　　　　（2）满意　　　　　（3）基本满意

（4）一般　　　　　　　（5）不满意

10. 您对就诊医院总体满意吗？

（1）非常满意　　　　（2）满意　　　　（3）基本满意

（4）一般　　　　　　（5）不满意

11. 您对医疗保险报销水平满意吗？

（1）非常满意　　　　（2）满意　　　　（3）基本满意

（4）一般　　　　　　（5）不满意

12. 您对医疗保险报销便利程度满意吗？

（1）非常满意　　　　（2）满意　　　　（3）基本满意

（4）一般　　　　　　（5）不满意

13. 您对社区或卫生院提供的公共卫生服务（健康教育培训、疾病预防等）满意吗？

（1）非常满意　　　　（2）满意　　　　（3）基本满意

（4）一般　　　　　　（5）不满意

14. 您对医疗保险改革满意吗？

（1）非常满意　　　　（2）满意　　　　（3）基本满意

（4）一般　　　　　　（5）不满意

15. 您对医疗保险经办机构的服务水平满意吗？

（1）非常满意　　　　（2）满意　　　　（3）基本满意

（4）一般　　　　　　（5）不满意

参考文献

中文参考文献

[1] 阿马蒂亚·森：《论经济不平等——不平等之再考察》，社会科学文献出版社 2006 年版。

[2] 安体富、贾晓俊：《地方政府提供公共服务影响因素分析及均等化方案设计》，《中央财经大学学报》2010 年第 3 期。

[3] 安体富、任强：《公共服务均等化：理论、问题与对策》，《财贸经济》2007 年第 8 期。

[4] 边旭东：《我国区域基本公共服务均等化研究》，博士学位论文，中央民族大学，2010 年。

[5] 蔡玉胜：《我国农村基本公共卫生服务的均等化发展》，《社会工作》（下半月）2010 年第 4 期。

[6] 曹俊文、罗良清：《转移支付的财政均等化效果实证分析》，《统计研究》2006 年第 1 期。

[7] 陈健生：《新型农村合作医疗筹资制度的设计与改进》，《财经科学》2005 年第 1 期。

[8] 陈迎春、徐锡武、王蓉等：《新型农村合作医疗减缓"因病致贫"效果测量》，《中国卫生经济》2005 年第 8 期。

[9] 陈振明、李德国：《基本公共服务的均等化与有效供给——基于福建省的思考》，《中国行政管理》2011 年第 1 期。

[10] 陈志勇、张超：《我国中部六省基本公共卫生服务均等化问题研究——基于泰尔指数的分析》，《地方财政研究》2012 年第 7 期。

[11] 陈志勇：《推进基本公共卫生服务均等化的建议》，《经济研

究参考》2012 年第 48 期。

[12] 程岚：《实现我国基本公共服务均等化的公共财政研究》，博士学位论文，江西财经大学，2009 年。

[13] 樊继达：《统筹城乡发展过程中基本公共服务均等化》，中国财政经济出版社 2008 年版。

[14] 方鹏骞、董四平、肖婧婧：《中国政府卫生投入的制度变迁与路径选择》，《武汉大学学报》（哲学社会科学版）2009 年第 3 期。

[15] 冯占春、侯泽蓉、代会侠等：《我国城乡卫生费用的公平性研究》，《中华医院管理杂志》2006 年第 10 期。

[16] 付冷冷、刘路、韦霖：《公共卫生水平的地区差异及对策研究》，《科技与管理》2011 年第 4 期。

[17] 傅勇：《中国式分权、地方财政模式与公共物品供给：理论与实证研究》，博士学位论文，复旦大学，2007 年。

[18] 甘行琼、赵继莹：《我国城乡基本医疗卫生服务均等化的实证研究——以东中西三省区为例》，《财政监督》2014 年第 1 期。

[19] 高连克、杨淑琴：《英国医疗保障制度变迁及其启示》，《北方论丛》2005 年第 4 期。

[20] 高琳：《分权与民生：财政自主权影响公共服务满意度的经验研究》，《经济研究》2012 年第 7 期。

[21] 高彦彦、尚长风：《从非正式医疗机构视角构建新型农村合作医疗网》，《财经科学》2006 年第 5 期。

[22] 葛凌霄、张亚斌：《城乡基本医疗卫生服务均等化的实证分析——基于泰尔指数的测算》，《生产力研究》2010 年第 7 期。

[23] 龚锋、卢洪友：《财政分权与地方公共服务配置效率——基于义务教育和医疗卫生服务的实证研究》，《经济评论》2013 年第 1 期。

[24] 顾海、唐艳：《强制性制度变迁与农户理性不及的反应——对

新型农村合作医疗的两点思考》，《农业经济问题》2006 年第 11 期。

[25] 郭剑雄：《人力资本、生育率与城乡收入差距的收敛》，《中国社会科学》2005 年第 3 期。

[26] 郭小聪、刘述良：《中国基本公共服务均等化：困境与出路》，《中山大学学报》（社会科学版）2010 年第 5 期。

[27] 胡德仁：《中国地区间财政均等化问题研究》，人民出版社 2011 年版。

[28] 胡国清、饶克勤、孙振球：《中国农村卫生服务领域中供、需双方存在的主要问题》，《中国医学科学院学报》2005 年第 4 期。

[29] 和立道：《医疗卫生基本公共服务的城乡差距及均等化路径》，《财经科学》2011 年第 12 期。

[30] 胡琳琳：《我国与收入相关的健康不平等实证研究》，《卫生经济研究》2005 年第 12 期。

[31] 胡苏云：《中国农村人口医疗保障：穷人医疗干预视角的分析》，《中国人口科学》2006 年第 3 期。

[32] 黄解宇、常云昆：《对西部地区转移支付的均等化模型分析》，《财经研究》2005 年第 8 期。

[33] 黄学军、吴冲锋：《社会医疗保险对预防性储蓄的挤出效应研究》，《世界经济》2006 年第 8 期。

[34] 江明融：《公共服务均等化论略》，《中南财经政法大学学报》2006 年第 3 期。

[35] 江明融：《公共服务均等化问题研究》，博士学位论文，厦门大学，2007 年。

[36] 金荣学、宋弦：《新医改背景下的我国公共医疗卫生支出绩效分析》，《财政研究》2012 年第 9 期。

[37] 金青青、卢亦愚、冯燕、徐昌平：《卫生资源配置公平性的基尼系数分析》，《浙江预防医学》2012 年第 2 期。

[38] 孔灵芝：《关于当前我国慢性病防治工作的思考》，《中国卫

生政策研究》2012 年第 1 期。

[39] 李斌：《黑龙江省卫生筹资累进性研究》，《中国卫生经济》2006 年第 1 期。

[40] 李家鸽：《城乡居民医疗保健支出比较分析》，《贵州财经学院学报》2005 年第 2 期。

[41] 李杰刚、李志勇：《县域间基本公共卫生服务均等化：制约因素及公共政策——基于河北省的实证分析》，《财政研究》2013 年第 11 期。

[42] 李晓璐、周志方：《我国区域技术创新能力体系评价及提升——基于因子分析法的模型构建与实证检验》，《科学管理研究》2006 年第 4 期。

[43] 李晓燕、谢长青：《公共财政视角下的基本卫生服务均等化研究》，《劳动保障世界》2012 年第 10 期。

[44] 李伟：《我国基本公共服务均等化研究》，经济科学出版社 2010 年版。

[45] 李长江：《城乡差距的现状、根源及解决对策》，《理论探索》2004 年第 3 期。

[46] 李子奈、叶阿忠：《高等计量经济学》，清华大学出版社 2009 年版。

[47] 梁鸿、余兴、仇育彬：《新医改背景下社区卫生服务若干政策问题的探讨》，《中国卫生政策研究》2010 年第 7 期。

[48] 林晨：《中部地区农民参加农村新型合作医疗的影响因素分析——山西省寿阳县的调查》，《农业经济问题》2007 年第 1 期。

[49] 林光彬：《等级制度、市场经济与城乡收入差距扩大》，《管理世界》2004 年第 4 期。

[50] 刘宝、胡善联：《收入相关健康不平等实证研究》，《卫生经济研究》2003 年第 1 期。

[51] 刘宝、姚经建、陈文等：《基本公共卫生功能界定的国际比较》，《中国卫生资源》2006 年第 9 期。

[52] 刘成奎、王朝才：《城乡基本公共服务均等化指标体系研究》，《财政研究》2011 年第 8 期。

[53] 刘德吉：《基本公共服务均等化：基础、制度安排及政策选择角》，博士学位论文，上海社会科学院，2010 年。

[54] 刘国恩、William H. Dow、傅正泓、John Akin：《中国的健康人力资本与收入增长》，《经济学》（季刊）2004 年第 4 期。

[55] 刘金伟：《城乡卫生资源配置的"倒三角"模式及其成因》，《调研世界》2006 年第 3 期。

[56] 刘军民：《农村合作医疗存在的制度缺陷》，《华中师范大学学报》（人文社会科学版）2006 年第 2 期。

[57] 刘乐山、何炼成：《公共产品供给的差异：城乡居民收入差距扩大的一个原因解析》，《人文杂志》2005 年第 1 期。

[58] 刘尚希：《基本公共服务均等化：现实要求和政策路径》，《浙江经济》2007 年第 13 期。

[59] 刘永华、傅卫、毛正中、李长明：《我国台湾地区全民健康保险制度的启示》，《中国卫生经济》2006 年第 9 期。

[60] 刘兆博、马树才：《基于微观面板数据的中国农民预防性储蓄研究》，《世界经济》2007 年第 2 期。

[61] 陆云航：《要素积累、政府政策与我国城乡收入差距》，《当代财经》2006 年第 4 期。

[62] 庞力：《促进城乡基本公共服务均等化的公共财政制度研究》，博士学位论文，湖南农业大学，2010 年。

[63] 平新乔、白洁：《中国财政分权与地方公共品的供给》，《财贸经济》2006 年第 2 期。

[64] 平新乔：《从中国农民医疗保健支出行为看农村医疗保健融资机制的选择》，《管理世界》2003 年第 11 期。

[65] 邱虹、杨宇：《基本公共卫生服务均等化的问题及对策——对云南省公共卫生服务系统的调查与分析》，《财政研究》2012 年第 5 期。

[66] 邱家学、赵丽华：《国外农村医疗保险制度及对我国的启示》，

《上海医药》2007 年第 7 期。

[67] 任苒、张琳、图易宸、贾险峰：《辽宁省农村不同经济水平地区居民医疗保健需要、需求与利用》，《医学与哲学》2004 年第 3 期。

[68] 任苒：《卫生系统绩效评估及其思考》，《医学与哲学》2001 年第 4 期。

[69] 山东省财政科学研究所课题组：《山东省城乡公共服务体系建设的财政政策研究》，《经济研究参考》2012 年第 9 期。

[70] 上海财经大学课题组：《公共支出评价》，经济科学出版社 2006 年版。

[71] 孙晓筠、Adrian·Sleigh、李士雪等：《新型农村合作医疗对乡村医生处方行为的影响研究》，《中国卫生经济》2006 年第 4 期。

[72] 孙振球主编：《医学统计学》，人民卫生出版社 2005 年版。

[73] 唐钧：《"公共服务均等化"保障 6 种基本权利》，《时事报告》2006 年第 6 期。

[74] 万泉、赵郁馨、张毓辉等：《卫生筹资累进分析方法研究》，《中国卫生经济》2004 年第 7 期。

[75] 汪志强：《论我国基本医疗卫生服务中存在的问题与对策》，《中南民族大学学报》（人文社会科学版）2010 年第 4 期。

[76] 王超君：《城乡基本医疗服务均等化研究》，《大众科技》2012 年第 3 期。

[77] 王红漫、顾大男、杜远举等：《新型农村合作医疗参与、满意度及持续性的影响因素分析》，《中国人口科学》2006 年第 5 期。

[78] 王红漫：《药品价格对新型农村合作医疗制度的影响——北京市郊区专项调查》，《中国物价》2005 年第 11 期。

[79] 王军平、刘起运：《如何看待我国宏观税负——基于"非应税 GDP"的科学评价》，《财贸经济》2005 年第 8 期。

[80] 王绍光、何焕荣、乐园：《政策导向、汲取能力与卫生公平》，

《中国社会科学》2005 年第 6 期。

［81］王伟同：《公共服务绩效优化与民生改善机制研究》，博士学位论文，东北财经大学，2009 年。

［82］王晓杰、张健：《略论医疗保险政策的公平性选择》，《学术交流》2006 年第 7 期。

［83］郑贤操：《将推进基本公共服务均等化作为统筹城乡发展的突破口》，《中国财政》2011 年第 8 期。

［84］王延中、冯立果：《中国医疗卫生改革何处去——"甩包袱"式市场化改革的资源集聚效应与改进》，《中国工业经济》2007 年第 8 期。

［85］卫生部统计信息中心：《2008 中国卫生服务调查研究》，中国协和医科大学出版社 2009 年版。

［86］魏众：《健康对非农就业及其工资决定的影响》，《经济研究》2004 年第 2 期。

［87］吴成丕：《中国医疗保险制度改革中的公平性研究——以威海为例》，《经济研究》2003 年第 6 期。

［88］夏迎秋、景鑫亮、段沁江：《我国城乡居民基本医疗保险制度衔接的现状、问题与建议》，《中国卫生政策研究》2010 年第 1 期。

［89］向春玲：《公益组织在新型农村合作医疗制度建设中的作用——以山东省即墨市、济宁市红十字会为例》，《中国农村观察》2006 年第 5 期。

［90］谢红、尹俊波、郭红霞：《农村卫生资源现状分析》，《中国医院管理》2004 年第 9 期。

［91］徐丽：《新型农村合作医疗筹资机制可持续性研究》，《安徽农业科学》2005 年第 11 期。

［92］徐淑娜：《公共支出过程中的信息不对称与制度约束》，中国财政经济出版社 2005 年版。

［93］颜媛媛、李强、于乐荣：《城乡人口健康差异的原因透视与政策建议》，《农村经济》2006 年第 8 期。

［94］ 杨海文、於怡：《农村新型合作医疗保险制度中筹资机制研究》，《中南财经政法大学学报》2005年第1期。

［95］ 杨敬宇、张维：《关于基本医疗卫生服务均等化的思考》，《医学与哲学》（人文社会医学版）2010年第6期。

［96］ 杨玲：《以家庭为单位参加新型农村合作医疗与城镇化的两难选择》，《中国农村经济》2004年第12期。

［97］ 尹鸾玉、田苗苗：《城乡基本公共卫生服务非均等化成因分析：一个公共支出视角》，《学术交流》2011年第8期。

［98］ 应晓华、胡善联、江芹等：《家庭卫生筹资水平不公平与垂直不公平分析》，《中华医院管理杂志》2004年第8期。

［99］ 杨伟锋、刘永萍：《新疆城乡居民收入分配差距的关联分析——基于灰色关联理论》，《兵团教育学院学报》2010年第1期。

［100］ 于保荣、高光明、王庆：《中日两国医疗服务利用及效果分析》，《中国卫生质量管理》2006年第9期。

［101］ 于树一：《公共服务均等化的理论基础探析》，《财政研究》2007年第7期。

［102］ 原新、刘佳宁：《我国农村人口的健康贫困探讨》，《南开学报》2005年第4期。

［103］ 岳军：《基本公共服务均等化与公共财政制度创新》，中国财政经济出版社2011年版。

［104］ 翟绍果、仇雨临：《城乡医疗保障制度的统筹衔接机制研究》，《天府新论》2010年第1期。

［105］ 张东豫：《构建和谐社会与城乡公共服务均等化》，《中南财经政法大学研究生学报》2007年第1期。

［106］ 解垩：《城乡卫生医疗服务均等化研究》，经济科学出版社2009年版。

［107］ 刘社建、徐艳：《城乡居民收入分配差距形成原因及对策研究》，《财经研究》2004年第5期。

［108］ 张海峰：《城乡教育不平等与收入差距扩大——基于省级混

合截面数据的实证分析》，《山西财经大学学报》2006 年第 2 期。

[109] 张会萍、闫泽峰、刘涛： 《城市公共服务满意度调查研究——以宁夏回族自治区银川市为例》，《财政研究》2011 年第 9 期。

[110] 张奎力：《泰国农村医疗卫生体制及其启示》，《社会主义研究》2010 年第 3 期。

[111] 张莉：《我国新型农村合作医疗的筹资困境》，《科学对社会的影响》2005 年第 4 期。

[112] 张鹏：《医疗卫生产品供给及其制度安排研究》，博士学位论文，南开大学，2007 年。

[113] 张永梅、李放： 《城乡基本医疗卫生服务均等化的综合评价——基于两次国家卫生服务调查数据》，《贵州社会科学》2010 年第 5 期。

[114] 章也微：《城乡统筹发展的公共卫生筹资机制研究》，《农村经济》2005 年第 3 期。

[115] 赵佳佳：《财政分权与中国基本公共服务供给研究》，东北财经大学出版社 2011 年版。

[116] 赵晓强、张雪梅：《贫困地区农村新型合作医疗参合率和利用率研究——贵州省 X 县农村新型合作医疗的调查》，《农业经济问题》2006 年第 6 期。

[117] 赵忠、侯振刚：《我国城镇居民的健康需求与 Grossman 模型——来自截面数据的证据》， 《经济研究》2005 年第 10 期。

[118] 郑佳：《中国基本公共服务均等化政策协同研究》，博士学位论文，吉林大学，2010 年。

[119] 钟晓敏、叶宁：《中国地方财政体制改革研究》，中国财政经济出版社 2010 年版。

[120] 周寿祺：《实现基本医疗卫生服务均等化的条件、问题和建议》，《中国卫生政策研究》2010 年第 7 期。

外文参考文献

[1] Abizadeh, S. and Gray, J., Wagner's Law, "A Pooled Time Series, Cross – section comparison", *National Tax Journal*, Vol. 10, No. 3, 2005.

[2] Afxentiou, P. C. and Serletis, A., "Government Expenditures in the European Union: Do They Converge or Follow Wagner's law?", *Lnternational Economic Journal*, Vol. 10, No. 7, 1996.

[3] Afxentiou, P. and Serletis, A., "Testing for Government Spending Convergence Across Canadian Provinces", *Public Finance Review*, Vol. 16, No. 1, 2009.

[4] Akai, N. and Sakata, M., "Fiscal Decentralization Contributes to Economic Growth: Evidence from State – level Cross – section Data for the United States", *Journal of Urban Economics*, Vol. 52, No. 4, 2007.

[5] Alesina, A., Wacziarg, R., "Openness, Country Size, and the Government", *Journal of Public Economics*, Vol. 69, No. 11, 1988.

[6] Arellano, M. and S. Bond, "Some Tests of Specification for Panel Data: Monte Carlo Evidence and an Application to Employment Equations", *Review of Economic Studies*, Vol. 58, No. 5, 1991.

[7] Baffes, J. and Shah, A., "Productivity of Public Spending, Sectoral Allocation Choices, and Economic Growth", *Economic Development and Cultural Change*, Vol. 46, No. 9, 1998.

[8] Balle, F., Vaidya, A., "A Regional Analysis of Openness and Government Size", *Applied Economics Letters*, Vol. 19, No. 2, 2002.

[9] Barro, R. J., "Government Spending in a Simple Model of Endogenous Growth", *The Journal of Political Economy*, Vol. 98, No. 2, 2009.

[10] Barro, R. J. and Sala – i – Martin, X., "Public Finance in Mod-

els of Economic Growth", *Review of Economic Studies*, Vol. 59, No. 7, 1992.

[11] Barro, R. J., "Economic Growth in a Cross Section of Countries", *Quarterly Journal of Economics*, Vol. 89, No. 7, 1991.

[12] Bates, R., Brock, P. and Tiefenthaler, J., "Risk and Trade Regimes", *International Organization*, Vol. 45, No. 6, 1991.

[13] Baumol W., "Productivity Growth, Convergence, and Welfare What the Long – run Data Show", *American Economic Review*, Vol. 76, No. 6, 2012.

[14] Besley, T. and Coate, Stephen, "Central versus Local Provision of Public Goods: a Political Economy Analysis", *Journal of Public Economics*, Vol. 87, No. 4, 2008.

[15] Bird, R. M., "Wagner's Law of Expanding State Activity", *Public Finance*, Vol. 26, No. 2, 1971.

[16] Blundell, R. and S. Bond., "Initial Conditions and Moment Restrictions in Dynamic Panel Data Models", *Journal of Econometrics*, Vol. 87, No. 1, 1998

[17] Bollerslev, T., "Generalized Autoregressive Conditional Heterosledasticity", *Journal of Econometrics*, Vol. 31, No. 2, 1986.

[18] Burney, N. A., "Wagner's hypothesis, "Evidences from Kuwait Using Co – integration tests", *Applied Economics*, Vol. 34, No. 6, 2002.

[19] Cameron, David R., "The Expansion of the Public Economy", *American Political Science Review*, Vol. 72, No. 4, 1978.

[20] Cantarero, D., "Decentralization and Health Care Expenditure: the Spanish Case", *Applied Economics Letters*, Vol. 112, No. 7, 2003.

[21] Caselli, F., G. Esquivel and F. Lefort, "Reopening the Convergence Debate: a New Look at Cross – country Growth Empirics", *Journal of Economic Growth*, Vol. 112, No. 7, 1996.

[22] Cassing, J., Hillman, A., Long, N., "Risk Aversion, Terms

of Trade Uncertainty and Social – consensus Trade", *Oxford Economic Papers*, Vol. 38, No. 8, 1986.

[23] Chang, T. , W. Liu and S. Caudill, "A Re – examination of Wagner's Law for Ten Countries Based on Cointegration and Error – correction Modelling Techniques", *Applied Financial Economics*, Vol. 14, No. 9, 2004.